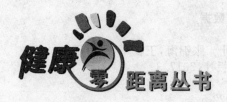

腺病毒感染防治手册

主　编　张锦海　王长军　曹勇平

编　委　（以姓氏笔画为序）

王　平　叶福强　刘　玉

吕　恒　杜　慧　张　琪

陈文琦　秦芝旭　秦　瑶

韩一芳　操　敏

苏州大学出版社

图书在版编目(CIP)数据

腺病毒感染防治手册 / 张锦海,王长军,曹勇平主编. —苏州:苏州大学出版社,2017.3
（健康零距离丛书）
ISBN 978-7-5672-2022-5

Ⅰ.①腺… Ⅱ.①张… ②王… ③曹 Ⅲ.①腺病毒－感染－防治－手册 Ⅳ.①R511.8-62

中国版本图书馆 CIP 数据核字(2017)第 012044 号

书　　名	腺病毒感染防治手册
主　　编	张锦海　王长军　曹勇平
责任编辑	刘　娟
装帧设计	吴　钰
出版发行	苏州大学出版社
社　　址	苏州市十梓街 1 号　邮编:215006
印　　刷	江苏扬中印刷有限公司
开　　本	850 mm×1 168 mm　1/32　印张 6.375　字数 104 千
版　　次	2017 年 3 月第 1 版
印　　次	2017 年 3 月第 1 次印刷
书　　号	ISBN 978-7-5672-2022-5
定　　价	15.00 元

苏州大学版图书若有印装错误,本社负责调换
苏州大学出版社营销部　电话:0512－65225020
苏州大学出版社网址　http://www.sudapress.com

《健康零距离》丛书
编 委 会

主　编　王长军　陈　逸

副主编　曹勇平　卜　莹

编　委　（按姓氏笔画排序）

卜　莹　毛应华　王长军　邓小昭

朱　进　张锦海　李越希　杨　龙

陆年宏　陈　逸　郑亦军　唐雨德

曹勇平　谭伟龙　谭维国　魏德江

总策划　吴文智　姜志宽

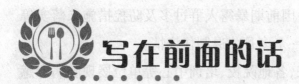

写在前面的话

　　春节前夕，新学员小王突发高热，伴有咳嗽、咽痛。小伙子仗着平时身体素质不错，到校医室拿了些感冒发烧药，心想吃点药回宿舍休息休息就好了。第二天，同宿舍的小张也中招了，出现相同症状。过了几天，一个宿舍病倒了一半。学员队队长说："感冒能有多大事儿？轻伤不下火线！"于是，"感冒病号"们仍在容纳两千多人的密闭大礼堂内集体观看"迎新春文艺会演"，演出前学员们还列成两排"面对面"近距离吼口号、拉歌，场面相当壮观。又过了几天，疫情开始迅速蔓延至其他学员队，几十例、上百例、数百例病例开始涌现，症状均表现为发热、咳嗽、咽喉肿痛、全身酸痛，不少人员甚至出现肺炎症状。一时间全体人员恐慌，医院门诊超负荷运转并趋于瘫痪，重症病人越来越多……各级领导开始高度重视,疾病预防控制机构介入后,确诊其为呼吸道腺病毒感染,实施了隔离预防及控制措施。因前期暴露人群过多及防控措施未落实等问题,历时一个多月才遏制住疫情。

近年来,各地院校、培训中心等单位屡现腺病毒感染疫情,既有人员发病率高达39.9%、一次性医学观察数千人的大规模腺病毒感染疫情,也有因腺病毒重症肺炎造成死亡的惨重教训。

人类腺病毒能引起急性呼吸道感染、咽结膜热、肺炎、流行性结膜炎、胃肠炎等多种疾病,其中呼吸道感染最为常见。目前已知的人类腺病毒至少有57个血清型,其中4型、7型和55型都曾在集体居住人群中发生过大规模流行。暴发主要集中在高度密闭、拥挤、人群密切接触和潮湿的环境,这也是群体生活易发生该病大流行的缘由。

腺病毒感染疫情是可防可控的,但广大群众包括许多基层防疫人员和管理工作者对腺病毒的认识不足,难以有效应对腺病毒感染的预防、诊断、治疗和疫情处置,是历次疫情"星星之火,可以燎原"的重要原因。为此,我们组织多次参与现场处置腺病毒感染疫情的疾控及医疗专家总结腺病毒感染防控经验并编写了此书。

　　全书分为四章，以较为生动活泼的文字，图文并茂的介绍，涉及腺病毒科普、传播与流行、诊断与治疗、预防与控制等内容，并提供了一系列疫情实战指南资料，适合不同人群选择阅读。如您看完本书后，对腺病毒感染等呼吸道传染病有一定的认识和理解，并应用相关知识来防治腺病毒感染，减少腺病毒感染疫情的发生，将是编者最大的欣慰。

　　在编写本书的过程中，我们参考了一些国内外相关文献，在此一并致谢。书中存在的不足之处，恳请广大读者批评指正。

目 录············

认识腺病毒——大众科普篇

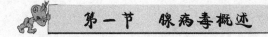

第一节 腺病毒概述

一、陌生而又常见的病毒

（一）"普通感冒"？

2015 年 11 月，某体育学校雨雾迷蒙。教员见风雨不大，为了历练新学员，仍按计划组织了 5 公里越野比赛。结果当晚陆续有 10 余名新学员出现发烧、咽痛、干咳，并伴有头痛、乏力、恶心等不适，还有几个学员伴有腹泻，大便呈水样及糊状。到校医室就诊后，医务人员诊断为受凉后引起的普通感冒，给予输液等治疗,并让患者回宿舍休息。但是,第二天病人仍有高热,且发病人员越来越多,有些学员还开始出现肺炎症状。后经疾控中心流行病学调查及实验室检测,确诊为腺病毒引起的急性呼吸道感染。

(二) 小心腺病毒袭扰

腺病毒是一种没有包膜的病毒微生物(见图1-1)。除了养鸽人士外,大多数人可能都不太了解它。对养鸽者来说鸽子感染腺病毒几乎是灭顶之灾,鸽群死亡率在30%,有时可达100%,死亡者多是1年内的鸽子。

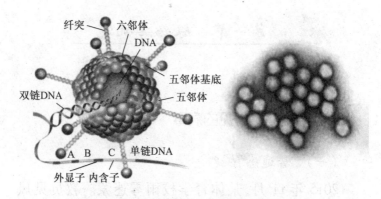

图1-1 腺病毒模型图(左)及电镜照片(右)

(来源:美国疾病预防与控制中心 www.cdc.gov)

而腺病毒对人类又有什么影响呢?

人群腺病毒感染其实相当普遍,全球各个国家和地区都有腺病毒暴发流行的报道。各地的暴发主要集中在高度密闭、拥挤和潮湿的环境,如军营(尤其是入伍新兵营）、寄宿制院校、托幼机构、养老院等。

我国腺病毒感染流行曾极其严重，如华北、东北、西北在 1958～1963 年都发生过大规模的婴幼儿腺病毒肺炎流行，其中 1958 年初次大流行时，住院病人病死率高达 25%，后续几年经中西医结合治疗，病死率降至 10% 左右。

近年来，国内陆续发生多起具有社会影响的成人腺病毒感染局部暴发流行，有数百上千人的群体性感染疫情，也屡见重症肺炎和死亡病例。据报道，腺病毒肺炎在北京占病毒性肺炎的 20%～30%，腺病毒已成为上呼吸道感染的常见病原体，应引起高度警惕。

Tips

腺病毒最早发现于 1953 年，是从外科手术摘除的儿童腺体（扁桃体）中意外分离培养出来的。当时，Rowe 和他的同事企图分离流感病毒，但发现细胞病变的发生是潜伏在腺样组织内的未知病毒所致。随后，Hilleman 和 Wener 等在对新兵呼吸道疾病进行流行病学调查时，从患者呼吸道分泌液中分离到同样的病毒。1962 年，国际病毒分类委员会（The International Committee on Taxonomy of Viruses, ICTV）将这类病毒命名为腺病毒。

二、曾被谣传为非典病毒变异型？——解码腺病毒

（一）疫情与舆情

2012 年 2 月 19 日，刘某在微博上发布信息称"保定某医院确认一例'非典'"。这一消息迅速在网上被转发和传播，网友参与讨论，流言四起，诸如：听说保定某医院发现"非典"，已经隔离 50 多人了，不知道是不是真的。今天去打预防针，医生说某医院被封了，出现了"非典"变异病毒，真是吓人。听说人已经死了，医院已经不收地方上的病人了……

2 月 23 日，该医院和市卫生局均否认出现"非典"病例，但由于未做出更准确的说明，微博等网络平台上网友的关注度反而呈直线上升态势。自 2 月 24 日起，国内外媒体纷纷介入报道，引起社会广泛关注及恐慌。例如，某家香港报纸如此报道：目前约 300 名士兵住院隔离治疗，更惊人的是，附近 3 家医院也有收治疑似 SARS 病患。2 月 25 日，国家卫生部网站发出官方消息，称"经有关部门核实，保定市该医院收治的呼吸道感染发热病人已排除 SARS（非典型性肺炎）、甲流、人感染高致病性禽流感等，确诊为腺病毒 55 型引起的呼吸道感染，目前疫情已经得到有效控制"。2 月 27 日，

国家卫生部召开新闻发布会再度辟谣,称河北保定出现的呼吸道感染病并非"非典"暴发;同日,保定公安局新市区分局发布消息称,26 日依法查处一起散布非典谣言案件,涉案人员被劳动教养两年。这一消息再次引爆媒体关注,媒体关注的焦点开始放在"量刑是否合理"的探讨上(见图 1-2、图 1-3)。

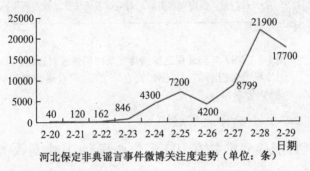

河北保定非典谣言事件微博关注度走势(单位:条)

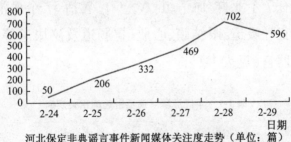

河北保定非典谣言事件新闻媒体关注度走势(单位:篇)

图 1-2　河北保定"非典"舆情走势

注:图中数据引自人民网舆情监测室舆情分析师朱明刚 2012 年 3 月 5 日在"人民网"公开发表的文章《应对谣言型危机,政府不应失语》。

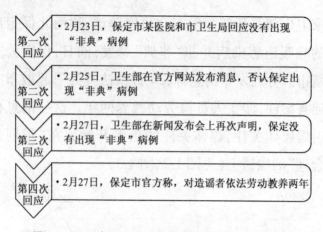

第一次回应 · 2月23日，保定市某医院和市卫生局回应没有出现"非典"病例

第二次回应 · 2月25日，卫生部在官方网站发布消息，否认保定出现"非典"病例

第三次回应 · 2月27日，卫生部在新闻发布会上再次声明，保定没有出现"非典"病例

第四次回应 · 2月27日，保定市官方称，对造谣者依法劳动教养两年

图1-3　2012年河北保定腺病毒疫情的舆情应对过程

注：图片根据朱明刚在"人民网"发表的文章《应对谣言型危机，政府不应失语》内容制作。

（二）小病毒大家族

目前腺病毒共有100多个血清型，其中对人类致病的有7个亚群/血清组（A～G），囊括57个血清型，可侵犯呼吸道、眼结膜、心肌、胃肠道及泌尿道等多个组织器官（见表1-1）。

表1-1　不同亚群腺病毒引起的相关疾病

亚群	易感染部位	临床表现
A	泌尿道、胃肠道	儿童急性出血性膀胱炎、胃肠炎
B	呼吸道、泌尿道	急性呼吸道疾病、咽炎、肺炎、结膜炎、膀胱炎
C	呼吸道	小儿急性发热性咽炎、淋巴组织潜伏感染
D	眼部或其他	流行性角膜炎、胃肠炎

续表

E	呼吸道	急性发热性呼吸道感染、肺炎
F	胃肠道	胃肠炎、婴儿腹泻
G	胃肠道	胃肠炎

（引自：杨慧宁，刘惠亮，王藩. B55 型腺病毒感染预防与控制［M］.
北京：人民军医出版社，2015.）

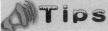 **Tips**

腺病毒的分类有哪些?

在微生物学上通常可用血清学方法来鉴定同种类微生物的不同型别，谓之血清型。自 20 世纪 50 年代发现并成功分离腺病毒以来，已陆续发现了 100 余个血清型，分为 A、B、C、D、E、F、G 7 个亚群。可以感染人类的腺病毒有 57 个血清型，即 A 群的 12、18、31 型，B 群的 3、7、11、14、16、21、34、35、50、55 型，C 群的 1、2、5、6 型，D 群的 8、9、10、13、15、17、19、20、22、23、24、25、26、27、28、29、30、32、33、36、37、38、39、42、43、44、45、46、47、48、49 型，E 群的 4 型，F 群的 40、41 型，G 群的 52 型。

腺病毒分为哺乳动物腺病毒和禽腺病毒两个种属（可感染人类的 57 个血清型腺病毒属于前者），哺乳动物和禽类之间并不能交叉感染。因此，前面提到的鸽腺病毒不能感染人类，腺病毒感染不是禽流感，无须过于恐慌。

B 亚群/组腺病毒中的 3、7、11、14 型与人类呼吸道疾病关系密切。腺病毒 3 型、7 型是我国常见的暴发流行型别,多通过呼吸道飞沫传播和近距离接触传播,各年龄组均可感染。腺病毒 55 型是我国 2010 年鉴定出的新型腺病毒,由腺病毒 11 型与 14 型基因重组而成,有 20% ~ 40% 的感染患者发展为病毒性肺炎,临床表现除发烧、咳嗽、喉咙痛等上呼吸道症状外,还伴随肺部 X 光浸润增加等下呼吸道病征。

一般情况下,上述各型腺病毒感染时,人体免疫系统能够激发免疫反应并逐渐控制感染、清除病毒。机体对同型腺病毒再感染可产生有效免疫力。

Tips

腺病毒 55 型是怎么发现的?

2006 年 3 ~ 4 月,我国山西省岐山县益店高中的学生中出现了大批以发热为主要表现的病例。据媒体报道,共有 429 人发病,1 人死亡。其中益店高中发病 381 人(住校生发病 296 人,非住校生发病 85 人),医生发病 2 人,教师发病 1 人,其余发病者为益西初中的学生和益店镇群众。扑灭疫情后,鉴定出其中的 254 例为感染腺病毒导致的上呼吸道感染。最初,我国的研究人员发现,导致这起疫情的腺病毒的基因很像以往的腺病毒 11 型。2010 年，我国和国外的研究人员重新对这次疫情的病毒进行鉴定，发现这种病毒实际上是腺病毒 11 型和 14 型基因重组而产生的新病毒，从此腺病毒家族中又增加了一个新的成员——腺病毒 55 型。2012 年起，这种新腺病毒 55 型又在保定等地传播，可见它已经在我国扎根。

（三）病毒蔓延请小心，传播方式有三种

腺病毒感染可常年流行，而冬季和春季因人体抵抗力较弱，且如有人群聚集活动，更易出现腺病毒感染暴发流行。科学掌握腺病毒的传播方式对广大群众来说至关重要。

目前认为，腺病毒感染的传播只是人传人，没有其他动物（南美洲红伶猴除外）或虫媒等传播媒介。腺病毒感染者和隐性感染者是最主要的传染源，一般在潜伏期末至发病初期传染性最强。腺病毒主要有三种传播方式：呼吸道飞沫传播、接触传播（如眼分泌物等）和消化道传播。

呼吸道飞沫传播方式主要通过传染者说话、咳嗽或打喷嚏等方式将病毒传播到空气中。如果不注意卫生，被传染者使用了传染者的毛巾等物品也会通过眼分泌物等接触传播,使病毒传染到自己身上。消化道传播则属于"病从口入",腺病毒随排泄物排出病人或携带者体外,再通过污染手、水、食品和食具等,被经口摄入体内而致感染。

 Tips

人在咳嗽的时候,一次性能喷出 2 万个唾液飞沫,而打喷嚏时可一次喷出 10 万个唾液飞沫! 这些飞沫以每小时 145 km 的初速度在空气中传播,而带有病菌的气溶胶微粒大部分集中在 1 m 左右的范围,这也是医学上公认的致病传染区域(目前认为距离传染源 1 m 以外是相对安全的,但最好是 2 m 以上)。因此上呼吸道感染的时候戴口罩是十分重要的,对他人的威胁最小。如果没戴口罩,咳嗽或打喷嚏的时候应用纸巾或手肘来捂住、掩好口鼻。

Tips

隐性感染又叫亚临床感染,人员被病毒感染后无任何症状、体征。约半数腺病毒感染者为隐性感染。

潜伏期是指病毒侵入人体后至临床症状出现的一段时间。腺病毒潜伏期一般为 3~8 天。值得注意的是，人体感染了腺病毒，并不一定在临床上出现症状，少数感染者甚至无丝毫不适感觉，即前述的隐性感染。

三、当心中招，腺病毒易诱发 4 类疾病

腺病毒可侵犯呼吸道、胃肠道、尿道和膀胱、眼、肝脏等，一种血清型可引起不同临床疾患；相反，不同血清型也可引起同一种疾患。一般来说，腺病毒感染所致疾病主要分为 4 类，即呼吸道感染、眼部感染、胃肠炎和其他疾病。

（一）呼吸道感染

腺病毒最易导致的是呼吸道感染，典型症状是咳嗽、鼻塞和咽炎，同时伴有发热、寒战、头痛和肌肉痛等，包括以下 4 种不同的综合征。

1. 急性发热性咽喉炎

通常出现咳嗽、鼻塞、发热和咽喉部溃疡等症状，这些表现难以与其他病毒引起的普通感冒等鉴别。

2. 咽结膜热

咽结膜热症状与急性发热性咽喉炎相似,但常同时伴有结膜炎。常于夏、冬季节在幼儿园、学校中流行。临床表现主要为发热、咽炎、结膜炎三大症状,预后尚好,一般无后遗症。

Tips

咽结膜热有暴发流行倾向,病原体多为腺病毒3型、7型。驻北京西北远郊的某学院于某年8月8日起,突然发生家属儿童因游泳引起咽结膜热暴发流行,16天共发生115例,患者主要表现为发热、头痛、咽喉肿痛、结膜充血(发热2~3天后出现),伴有全身不适、呕吐、腹泻。第二年8月4日起,北京近郊某学院也发生因游泳引起家属儿童咽结膜热暴发流行,15天共发生32例。这两次流行的病原均为7型腺病毒。

3. 急性呼吸道疾病

以咽炎、发热、咳嗽和全身不适为特点,常在军队新兵中流行,多因紧张、劳累、人群聚集等所致。此感染既往多由腺病毒4、7型引起,也可见于3型、14型、55型。

4. 肺炎

腺病毒肺炎约占儿童期肺炎的 10%，多由腺病毒 3、7、14 型引起。青年人腺病毒肺炎的病死率可达 8%～10%；肺炎也是一种严重的急性呼吸道疾病。

（二）眼部感染

腺病毒是"红眼病"（流行性病毒性角结膜炎）的罪魁祸首之一，至少有 19 种血清型被报道为流行性或散发性结膜炎或角结膜炎的病原体。

腺病毒 8 型感染的患者，眼部病变通常最为严重，具有高度传染性，以急性结膜炎开始，扩散至耳前淋巴结，随后发生角膜炎，严重者可引起视力障碍和持久的视力损伤。普通人群中腺病毒 8 型急性病例的发病率很低（0.03%～1.10%），但在经常处于近距离接触的群体中，如帐篷居住、家庭和监狱等，疫情暴发时感染率则较高（10%～32%）。传播的主要方式是直接接触污染分泌物，如污染的毛巾、床单、衣物、香皂、游泳池以及亲密接触，也可能通过唾液和鼻腔分泌物进行空气传播。

病程一般 2～4 周，但有的患者结膜炎症状消退后仍感怕光、流泪、异物感及视力模糊，病程可长达数月或数年，浸润逐渐吸收后，常可留下不同程度的薄翳，一般对视力影响不大。

Tips

眼睛是腺病毒3型、7型的一个重要侵入门户，尤其是游泳池传播结膜热，以及眼科诊所的器械、软膏或手指传播所致的医源性疾病。

2005年从德国的一次红眼病流行中，分离出一种与腺病毒22型相似的腺病毒，后来被鉴定出是由腺病毒8型、22型和37型重组的一种新型腺病毒，2009年被正式定为腺病毒53型。2000～2008年日本曾大范围流行腺病毒感染所致的红眼病，2009年从这些患者的眼分泌物中鉴定出新的腺病毒54型。

（三）胃肠炎

腺病毒可在胃肠道中复制增殖，后随粪便排出造成传播。腺病毒胃肠炎广泛分布于全世界，病原体多为40型和41型腺病毒，其他型别也可为腹泻的病原体。腺病毒胃肠炎一般呈散发性，但在难民营、托幼机构及儿科住院病房中可引起暴发流行。

腺病毒胃肠炎的潜伏期为3～10天，主要表现为腹泻，呈水样便或稀便，少数可排出黏液，常伴呕吐，病程4～8天，多呈自限性，粪便排毒时间约1周。部分患者有呼吸道症状，少数患者出现发热。某些患者失水较严重，个别重度失水者可致死亡。临床发现，艾滋病患者的病毒性腹泻，约37%由腺病毒感染所致。

Tips

2003 年洛杉矶的一个疗养院发生了病毒性胃肠炎的流行。相关人员从其中 5 例病人的大便中发现了一种新的腺病毒,该病毒于 2007 年被正式鉴定为腺病毒 52 型。

（四）其他疾患

1. 尿道炎或膀胱炎

腺病毒 11 型、21 型能引起儿童急性出血性膀胱炎,尿液中可检测到腺病毒。腺病毒 37 型可引起女性宫颈炎和男性尿道炎,常由性传播途径感染。

2. 发疹性疾病

腺病毒可引起皮疹,与幼儿急疹的临床症状极为相似,不同的是皮疹不是疹出热退,而是持续发热并发疹。据报道,引起发疹的是腺病毒 3 型,腺病毒 4 型和 7 型也较为少见。有人认为,以往风疹病例中可能夹杂有腺病毒感染者。

Tips

幼儿急疹又称婴儿玫瑰疹,是婴幼儿常见的一种急性发热发疹性疾病,由人类疱疹病毒 6 型、7 型感染引起。其特点是在发热 3~5 天后热度突然下降,皮肤出现玫瑰红色的斑丘疹,病情较轻,如无并发症可很快痊愈。

四、腺病毒抵抗力较强,如何杀灭?

(一)抵抗力中等水平

腺病毒对环境有较强的抵抗力,对温度及酸度的耐受范围较宽。在零下 40 ℃环境中可长期存活;4 ℃环境中可存活 70 天;36 ℃环境中可存活 7 天,病毒感染力无明显下降。因此,接触传播是重要的传播途径,即接触感染者的分泌物、排泄物以及其他被污染的物品,再经手接触口、鼻、眼黏膜导致病毒侵入机体而实现传播。

如果经粪 – 口途径由消化道进入人体,腺病毒对胃酸(酸性)、胆汁(碱性)和蛋白酶均保持稳定,能在胃肠道中存活,这种抵抗性提示腺病毒的最低感染剂量较低。但腺病毒并不耐热,56 ℃、30 分钟或 100 ℃、2 分钟可将其灭活。

Tips

粪口途径:病原体通过病人或病原携带者的粪便排出体外,直接或间接通过衣物、手、食具、物品、苍蝇等污染食物和水,他人如食用或饮用被病原体污染的食物或水就会被感染。

（二）正确选择消毒剂

一般而言,无包膜病毒对消毒剂的抵抗力强于有包膜病毒。腺病毒是一种无类脂质包膜的病毒,因此耐乙醚和氯仿等脂溶剂。乙醇(酒精)对腺病毒的消毒效果目前有争议,过氧化氢亦有争议,如腺病毒8型能在过氧化氢溶液中存活,因此认为红眼病病愈后应丢弃隐形眼镜。它对含氯消毒剂也有一定的抵抗作用。用于饮用水消毒的常规含氯剂量不能彻底杀灭腺病毒,因此常出现游泳池和浴池中发生的"水传播性结膜炎"或"咽结膜热"。

有不少人认为紫外线照射30分钟可灭活腺病毒,但有实验表明,腺病毒需经过紫外线(紫外灯功率20 W,照射距离37.5 cm)照射至少2小时才能完全灭活。对于普通房间中残留的腺病毒,因紫外线照射距离长,灭活效果可能并不理想。

腺病毒对较高浓度的含氯消毒剂敏感,擦拭、喷洒均可达到消毒效果。也可以用加热熏蒸过氧乙酸的方法对房间中残留的病毒进行灭活,或者使用1.5%~3%的双氧水,气溶胶喷雾20分钟进行空气消毒。

五、腺病毒流行现状

(一)外军情况

腺病毒感染一直是美军新兵集训时流感样病例疫情的重要组成部分。据美军20世纪60年代统计数据显示:10%左右的新兵因腺病毒感染需入院治疗;新兵肺炎患者中90%是由腺病毒感染所致。20世纪70年代初美军数据还显示,不同地区的新兵呼吸道感染中,腺病毒感染最高可占67%;美军每年有近15 000名新兵被腺病毒感染,对腺病毒感染引起的肺炎如果不进行治疗,病死率可以高达50%。

美军于1971年开始在新兵中开展腺病毒4型和7型的减毒疫苗接种,迅速控制了新兵腺病毒疫情。1999年美军停止接种疫苗后,腺病毒流行又呈现迅速反弹趋势。美军遂于2011年重启腺病毒4型、7型双联疫苗免疫计划。随着腺病毒4型/7型疫苗计划的开展,美军新兵腺病毒疫情呈现新的趋势特征,55型和14型逐渐成为主要的病原体。据美军统计,自2007年后,所有腺病毒感染死亡病例均为腺病毒14型感染所致。

(二)我国腺病毒流行情况

20世纪50~60年代,我国腺病毒引起的疫情流行十分严重,以6月龄至2岁婴幼儿腺病毒肺炎最为严重,病死率高达 10%～25%。近年来,腺病毒仍在部分地区呈局部暴发流行,屡见腺病毒在学校和军队等聚集人群局部暴发的报道。

国内此前多为腺病毒 3 型、4 型和 7 型的聚集性疫情暴发。一般而言,腺病毒的感染率从南方向北方呈逐渐升高的趋势。近几年来,开始出现新型腺病毒感染疫情,如山西某单位首次暴发了腺病毒 55 型感染疫情。在河北保定、辽宁旅顺、湖北襄樊、甘肃敦煌、浙江嘉兴、上海宝山甚至西藏等地也陆续发生了多起腺病毒感染聚集性疫情,罹患率达到 12.6%～39.9%。

六、腺病毒感染的预防意义

有些人可能会认为腺病毒感染仅仅类似于普通感冒,没有太大的预防意义。然而,腺病毒不仅具有高度传染性,还具有一定的致命性,在局部暴发流行后会对当地群众的生命财产造成损失。

从个人角度来说,积极预防腺病毒不仅可以保证我们的生命不受威胁,而且能避免因疾病损失财力和人力等,对自己及家庭(尤其是有婴幼儿的家庭)来说是有百利而无一害的。

从社会角度看,开展腺病毒预防工作可以避免产生不必要的恐慌。因为一般民众对腺病毒认识有限,出现腺病毒感染或流行后，许多人因不了解腺病毒，会产生主观性的猜测和判断，造成一部分民众恐慌逃离，从而影响社会稳定及团结。

从基层稳定角度来说，对于腺病毒，广大基层普通人群及基层卫生工作者理论常识有限，无论是在预防还是在治疗上，都常常处于被动状态。托幼机构、中小学校及中高等院校等易造成大范围停学停课的影响；部队的暴发流行将严重影响部队战斗力，甚至造成非战斗减员，或者造成极大的政治和社会影响。早诊断、早隔离、早治疗，控制传染源和切断传播途径，可及时有效控制疫情。

因此，开展腺病毒感染预防工作是必不可少的。平时有关部门应积极宣传腺病毒的基本知识及预防常识，这样在面对腺病毒感染时才不会手足无措。

七、腺病毒进化变异新趋势及疫情研判

（一）病毒重组变异后毒力会增强吗？

腺病毒具有较高的遗传稳定性。与早期腺病毒3型和7型相比，腺病毒55型和14型感染所致的肺炎和重症病例比例更高，致病性更强。腺病毒55型是腺病毒11型和14型的重组病毒，这种重组病毒的出现及其致病性的变化、毒力的增强需要引起足够

重视。

(二)局部暴发可能

腺病毒 B 组 3 型、7 型、11 型、14 型与人类呼吸道疾病关系密切。近年来,我国多地学校和军营等聚集人群发生腺病毒感染的暴发流行,严重威胁公共卫生安全。尤其是集中生活、对腺病毒普遍缺乏免疫力的新生、新学员、新兵群体,在疲劳和免疫力下降的状态下,极易发生腺病毒感染导致的急性呼吸道传染病暴发流行。

值得注意的是,以往我国流行的呼吸道腺病毒以 3 型和 7 型为主,但最近导致流行的腺病毒为 14 型和 55 型。血清学调查显示人群对上述新型腺病毒普遍高度易感,因此局部暴发流行的可能性依然存在。

第二节 传播与流行

一、传染源

腺病毒感染和其他传染病相同,其流行过程发生需要三个基本条件,就是传染源、传播途径和易感人群,它们相互联系,被称为传染病流行的三个基本环节。

只有当同时具备传染源、传播途径和易感人群这三个基本环节时,才会出现传染病的传播蔓延。缺少其中任何一个环节,传染病就流行不起来。

传染源是指能够散播病原体的人或动物。腺病毒等病原体在传染源的呼吸道、消化道或其他组织中生存、繁殖,并且能够通过传染源的飞沫、排泄物、分泌物,直接或间接地传播给健康人。需注意的是,受到腺病毒等病原体污染的水、食物、土壤等是传播媒介,不是传染源。

腺病毒感染最主要的传染源是腺病毒感染患者和隐性感染者。

腺病毒感染患者是指感染腺病毒、有临床症状、能排出腺病毒的人,一般在潜伏期末至发病初期传染性最强。

隐性感染者又叫亚临床感染者,人员被病毒感染后无任何症状、体征,但腺病毒可以在人体的扁桃体、淋巴和肠道组织中长期潜伏存在。隐性感染者能排出腺病毒,同样具有传染性。

Tips

一般认为，腺病毒不会从动物传给人（即患者和病毒携带者是人腺病毒感染的唯一传染源），也不会由人传给动物，但新发现的病毒推翻了以往的认识。2009年，美国加利福尼亚州国家灵长类动物研究中心饲养的几十只红伶猴中，23只发病，最终19只死亡。同时，中心一名工作人员也出现了上呼吸道感染症状，该工作人员的两位家庭成员也出现了类似症状，数周后均自行痊愈。抗体检测表明，这名工作人员与猴子感染的是同一种腺病毒，后来被命名为"红伶猴腺病毒"，是首次发现能由动物传染给人的腺病毒。经研究确认，这种病毒能从猴子传染给人，并且在跨物种传染后还能在人与人之间传播。目前尚无动物腺病毒感染来自人类的证据。

二、传播途径

传播途径是指腺病毒等病原体离开传染源后，到达与侵入新的健康者（易感者）的途径。有的疾病传播途径是单一的，有的疾病传播方式是多因素的综合。

腺病毒有多种传播方式，包括呼吸道飞沫传播、消化道传播，还有通过眼分泌物传播等密切接触传播、经游泳池水传播、医源性传播等。

（一）呼吸道飞沫传播

呼吸飞沫传播主要通过传染者说话、咳嗽或打喷嚏等方式将病毒传播到空气中。在一定条件下（人群拥挤、空气污浊）可能蔓延，甚至导致疫情暴发，应予以足够警惕。大礼堂和小礼堂（冬天集会时门窗紧闭）、电梯等相对密闭、通风不畅的环境都是可能发生快速传播的场所。近年来数次腺病毒疫情暴发，呼吸道飞沫传播均为主要传播方式。

Tips

让不同建制单位站成两排"面对面"近距离喊（吼）口号、拉歌（分两帮相互邀歌的活动），在集体单位是常见也是相当壮观的场面，但从疫病防控角度而言，这种"近距离无死角"的飞沫极易造成呼吸道传染病迅速扩散传播，并不推荐。

（二）消化道（粪口途径）传播

腺病毒在胃肠道内并不被灭活，常随粪便排出体外。腺病毒肠道感染主要经消化道传播，以粪口途径（即存在于患者粪便中的腺病毒排出体外后常污染环境，如水源、食品、衣物、玩具、用具等，当健康人接触了这些物品后，再接触食物或水，使病原体进入人体，引起消化道病变）为主要方式。肠道腺病毒还能通过被病毒污染的茶具、餐具等间接传播。

（三）接触传播

密切接触也是很重要的传播方式,包括与患者共同生活或探视患者等。如直接接触传染源(患者或携带者)排泄物/分泌物,或间接接触被污染的日常生活用品(如毛巾、餐具、门把手、电话柄等),病毒由手经口腔、鼻腔、眼睛等处黏膜侵入机体实现传播,故又将此种传播方式称为日常生活接触传播。其中眼分泌物接触传播是常见的传播方式,为腺病毒结膜炎、流行性角膜炎扩散流行的主要方式。

被污染的手在间接传播中起特别重要的作用。一般来说,勤洗手,能有效降低人体感染腺病毒的风险。

Tips

以下 10 类情况建议洗手:

(1) 饭前饭后;(2) 便前便后;(3) 吃药之前;(4) 接触过血液、泪液、鼻涕、痰液和唾液之后;(5) 做完清洁扫除之后;(6) 接触钱币之后;(7) 接触宠物后;(8) 在室外玩耍,沾染了脏东西之后;(9) 户外训练、运动、读书、作业、购物之后;(10) 抱孩子之前。

如果接触过传染物品,更要经过消毒反复洗手。准备食物前也应洗手。一般情况下,洗手时间持续 30 秒以上,且用流水(如自来水)洗手,能使手上的致病微生物减少 80%。如果再用肥皂或者洗手液,就能使病原微生物减少 95% 以上。

（四）经水传播

1. 夏季"游泳池热"

腺病毒能在污水、游泳池和尘埃中稳定存活，经空气和水源（游泳池水）传播，在家庭、医院、集体单位等群体中引起流行。游泳是腺病毒感染传播的危险因素和传播途径，近年来发生多起与游泳相关的儿童腺病毒感染疫情。儿童游泳池水浅，水质经暴晒后，消毒剂极易挥发。再加上游泳人数多，游泳池超负荷使用，池水水质容易恶化，而泳池未采取完全换水、清洗、消毒措施，泳池的余氯不达标、游泳池水中病原体总数超标和卫生管理不到位，都容易使游泳池成为腺病毒感染传播的媒介。

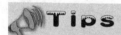 Tips

什么是"游泳池热"？

腺病毒感染可常年流行，冬季和春季因人群聚集活动，容易在局部地区暴发流行，夏季因腺病毒污染游泳池可引起游泳者"咽结膜热"（即"游泳池热"）。抑制"游泳池热"（腺病毒感染）的发生主要以预防为主。一是要减少跳水次数，避免让游泳池的水进入眼睛、嘴巴；二是在孩子游泳后要督促他们立即刷牙、漱口，不要共用毛巾和脸盆；三是一旦开始流行"游泳池热"，就不要带孩子到游泳池去。"游泳池热"患者高烧时服用解热药，最好保持安静，用冰枕降温，同时要多饮水。

2. 都是洗澡惹的祸

曾有共用浴室引起集体单位腺病毒感染暴发疫情的报道。

2000年5月,京津地区某院校9天内相继有126人出现高烧、周身酸痛、咳嗽,部分病例还有腹泻。经实验室诊断,该起疫情由5型腺病毒感染引起。病例主要集中于A、B学员队和值勤部门,而家属区无人发病。患者均为20岁左右的年轻人。尽管病例分布于不同单位,居住分散,有的单位还在院外,但发病时间却基本一致,呈单峰型,提示此起疫情由一次暴露造成。从5月16日出现第一例患者到5月24日出现最后一例,流行时间为9天,高峰为5月19日。A、B学员队和值勤部门之间无共同集会史,无共同聚餐史,但进一步调查发现,A、B学员队和值勤部门人员曾集体在一起洗澡,未发病的人群均不在浴室洗澡。而5月14日"全校洗澡日",是可能的暴露日期,根据发病高峰5月19日,推算潜伏期为5天,与腺病毒的一般潜伏期吻合。在浴室潮湿、封闭的环境中,腺病毒可能形成气溶胶而实现疾病传播。

腺病毒5型感染引起的暴发在我国报道不多。从这起疫情看,症状不特异,病例以发热、全身不适为主,部分有呼吸道和消化道症状,易与普通感冒混淆,导致不能及时明确诊断。值得注意的是,在发病率最高的某单位,罹患率为32.6%,而实验室检查的腺病毒IgM抗体阳性率高达52.98%(即部分为隐性感染),即感染率非常高,少数病例出现心肌损害(心动过缓)和结膜炎。若不警惕,易造成严重后果。

(五)医源性传播

医源性传播是指在医疗及预防工作中,由于未能严格执行规章制度和操作规程,人为引起的传染病传播,如医疗器械消毒不严或所用器械、针筒、针头、针刺针、采血器、导尿管等被污染,药品或生物制剂被污染等。最近10多年间,在我国曾有多次由眼科诊所引起腺病毒传播的报道。

在医院治疗、护理、抢救危重患者,以及进行气管插管、吸痰、取咽拭子标本等操作,都是医护人员感染的重要途径。医院病房通风不良,医护人员或探视者个人防护不当等,都可增加感染传播的危险性。因此,要落实发热门诊,加强医务人员防护,以避免引发医院内外交叉感染,确保病人就诊安全(见图1-4)。

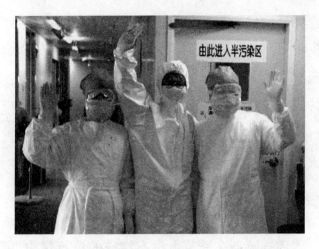

图 1-4　防御腺病毒,必须落实发热门诊制度

三、易感人群

易感人群是指对腺病毒传染缺乏免疫力,易受该病毒感染的人群。所有年龄段人群对腺病毒均易感,而 6 个月以上的婴儿和学龄儿童、免疫功能低下者和接受器官移植者更容易感染,是腺病毒感染的高危人群。约有一半人感染后没有任何症状,但有传染性。病后可获得长期持续的特异性免疫力,同型腺病毒引起第二次疾病的情况罕见。

尽管腺病毒广泛分布于自然界,但在临床上,大部分限于急性呼吸道疾病的流行。新兵训练营,以及司训大队、训练基地、幼儿园、中小学等人群聚集处,是腺病毒感染的好发场所。暴发流行时,常有危重和死亡病例报道,死亡原因多为重症肺炎。暴发流行的主要原因是易感人群与传染源密切接触,主要通过空气飞沫传播,有时也通过接触和饮食传播。所以,集体生活的群体一旦发生此类疫情,极易造成流行,从而严重影响人群身心健康,干扰与削弱群体的生产力与战斗力。

四、一般流行特征

腺病毒感染在季节上没有特殊的流行规律,可常年流行。冬季和春季(尤其是在春节前后)高发的原因主要是人群流动性相对较大,聚集性活动(如大型联欢演出及排练、集体文娱活动)频繁,增加了易感人群感染的风险。夏季流行的主要原因是在游泳池内游泳。

新兵营中发生的由腺病毒感染引起的急性呼吸道疾病一直是困扰许多国家军队的重要公共卫生问题。新兵普遍对引发疫情的腺病毒流行株缺乏免疫力(即普遍易感),进入部队后,由于环境改变、对疫情地自然条件不适应、居住密闭、接触频繁、身心压抑、原有卫生习惯不佳、群体活动多、气候条件变化等多种因素的共同作用,极易诱发腺病毒感染疫情的暴发。人口密度高、新兵入营后训练强度大、训练时间长、心理压力大等情况导致抵抗力下降,也容易导致疾病的传播。上述因素易导致发病概率上升,而群体活动较多又增加了疫情扩散的风险。新兵营腺病毒暴发疫情一般有如下特点:(1)潜伏期短;(2)发病呈高度聚集性;(3)患者临床表现一致,以高热、咳嗽、咽痛为主。目前国内尚没有相应的腺病毒疫苗也是该病暴发流行的重要原因之一。

第二章

诊治腺病毒感染——医务人员篇

第一节　临床症状及诊断

一、临床表现

　　腺病毒感染在临床上很常见，一年四季均可流行。不同的腺病毒血清型具有不同的靶器官趋向性，可导致广泛的临床表现疾病谱。腺病毒通常侵犯人体上呼吸道、下呼吸道，以及眼结膜、胃肠道、泌尿生殖系统等，导致急性感染性疾病，出现相应的临床表现。

（一）呼吸道感染

腺病毒进入人体后，最易导致呼吸道感染，主要表现形式为隐性感染、腺病毒急性上呼吸道感染、腺病毒肺炎，少数可发展为重症肺炎（伴发 Ⅰ 型呼吸衰竭）。典型症状是咳嗽、鼻塞和咽炎，同时伴有发热、寒战和肌肉痛等。潜伏期一般为 3 ~ 8 天，潜伏期末至发病急性期传染性最强。

1. 隐性感染

无任何临床症状，但具有传染性，仅在流行病学调查或全员筛查时才可被发现。

2. 腺病毒急性上呼吸道感染

这是腺病毒感染的主要表现形式。腺病毒引起的急性上呼吸道感染常在军队新兵中流行，多因突然紧张、训练劳累或人员聚集所致，常由腺病毒 4 型和 7 型引起，也可见于 3 型、14 型、55 型等。

多数以急性发热起病，轻者微热（体温 <37.5℃），高者可达 41℃。观察一组 272 例患者的体温，高于 39℃ 者占 67.3%，38.1℃ ~ 38.9℃ 者占 30.5%，37.3℃ ~ 37.9℃ 者占 1.8%；同时伴咳嗽、咳痰（主要为白痰，少数为黄痰）；不同程度咽部不适、咽痛、乏力、恶心、食欲减退；少数有头痛、头晕；个别患者出现腹泻；大多数患者可见咽部充血，咽后壁淋巴滤泡

增生;部分患者有不同程度的扁桃体肿大,扁桃体表面可见点片状灰白色分泌物;双侧颈部淋巴结绿豆至黄豆大小。

大多数腺病毒引起的呼吸道感染属于此类,病程1~14天(平均5~7天),常呈自限性(即疾病在发生发展到一定程度后能自动停止,并逐渐痊愈,并不需特殊治疗,只需对症治疗或不治疗,靠自身免疫就可痊愈)。

3. 腺病毒肺炎

下呼吸道感染通常由上呼吸道感染加重发展而来,腺病毒进一步侵入支气管和肺黏膜,引起急性支气管炎和腺病毒性肺炎。可有20%~40%的腺病毒上呼吸道感染患者发展为腺病毒肺炎。另有数据统计,腺病毒55型感染者约50%可发展为腺病毒肺炎。

临床表现为患者体温突然升高,多数持续高热,可持续7~10天,且在38.5℃以上,有些患者在发病4~5天即可达到40℃以上;咳嗽症状逐渐加重,咽部症状明显;同时可伴呼吸急促、胸闷。患者可在发病3~6天后出现频繁咳嗽、胸口憋闷、气喘等症状,并可有面色苍白、精神萎靡等表现。胸部X线摄片或CT检查发现肺部病变,但肺部听诊基本无干、湿啰音。

少数患者表现为中等程度发热、咳嗽,无明显胸闷、憋气等症状,但影像学检查显示肺部有病变。特别需要警惕的是,有极少数患者无发热,仅有咳嗽、咽痛、咽部充血、咽后壁淋巴滤泡增生,而影像学检查发现肺部病变(建议有条件时对全体患者进行肺部影像学筛查)。

少数发展为重症肺炎的患者,除肺炎症状以外,还出现持续高热、呼吸困难、胸闷、心率增加、血压下降等,危重患者出现休克、呼吸衰竭、弥散性血管内凝血等。部分患者可伴有结膜炎、皮疹,以及呕吐、腹胀、腹泻等消化道症状,重者还可以合并心脏和脑部疾病症状,甚至死亡。

轻型腺病毒性肺炎病程一般为 10～14 天,患者体温突然降至正常,症状随之很快好转,肺部阴影 2～4 周完全消失。重型肺炎患者发热可持续 3～4 周,肺部病灶需 2～4 个月才能完全被吸收。不同型别腺病毒感染导致的病情严重程度不一,7 型较 3 型更为严重,而 21 型感染可能留下远期肺部损伤,如肺不张和肺纤维化等。需要注意的是,腺病毒性肺炎患者高热持续 2 周以上不见好转,或体温下降后又上升,或病情曾经好转而又恶化时,应考虑继发细菌或真菌感染进一步加重病情的可能。

Tips

案例启示一:某起 7 型腺病毒疫情的临床特征分析

2014 年 1 月,某单位发生一起成人腺病毒 B 组 7 型聚集性感染事件,对入院的 70 例患者分析,发现临床特征主要有:

(1)上呼吸道症状较下呼吸道症状明显。所有患者均表现为咽喉部黏膜充血、咽后壁广泛卵圆形滤泡伴线样充血,扁桃体肿大。而大部分患者的双肺呼吸音清晰,未闻及干、湿啰音。

(2)突出的咽部体征凸显其靶器官扁桃体趋向。本组患者中咽部充血、扁桃体肿大或覆有分泌物者均明显多于腺病毒 3 型和 55 型患者,提示腺病毒 7 型趋向于侵犯扁桃体。

(3)肺部影像学表现重于肺部体征。本组患者肺部 CT 检查异常率较高,因此成人感染腺病毒时需及时进行肺部影像学检查,评估肺部感染的有无及严重程度。

(4)血液指标异常率较高,总胆红素、谷丙转氨酶(ALT)、谷草转氨酶(AST)、乳酸脱氢酶升高比例高于报道的腺病毒 3 型、55 型暴发患者。提示该病毒感染后引起机体产生较强烈的炎性反应。

(5)病原体传播力强,流行快。新发病患者入院时间有两个波峰,分别起始于 1 月 8 日和 1 月 22 日,各持续 1 周左右,表明其在 7 天内陆续发病;患者数迅速增多,提示该病原体传播力强,流行强度大。

腺病毒感染不能重治疗、轻防疫。本次疫情在较短时间内得到控制,得益于早期采取防控措施(包括实施三级隔离方案、环境通风消毒、保护易感人群、及时控制传染源、切断传播途径等),1 月 30 日之后无新发病患者。

Tips

案例启示二:某起 7 型腺病毒疫情临床分析

2012 年 12 月至 2013 年 2 月,某单位短时间集中暴发呼吸道传染病,确诊为腺病毒 7 型感染。有症状者 301 例,其中男 277 例,女 24 例,年龄 15 ~ 29 岁,平均年龄为(19.1 ± 1.9)岁。调查显示,患者均有居住于同一宿舍或在同一餐厅就餐等密切接触史。此次流行的腺病毒 7 型感染主要引起呼吸系统疾病,且以上呼吸道感染为主,发病人数多,传染性强。

症状方面，所有患者均有发热，其次为咳嗽、咳痰、咽痛、头痛、头晕、鼻塞、畏寒、乏力等上呼吸道感染症状，少数出现腹痛、腹泻等消化道症状。最常见的体征是咽部充血，其次为扁桃体增大和咽部淋巴滤泡增生。发热大多持续4~9天后体温降至正常。后期可引起肺炎，但此次疫情中伴有肺炎的比例不高，少数患者出现憋、喘、呼吸困难等较重临床症状，但少有干、湿性啰音等肺部体征，少数肺炎患者经CT检查才能被发现。本组患者预后较好，无死亡。

📣Tips

案例启示三：某起55型腺病毒疫情的临床特点

2012年1—2月，某单位短时间内集中出现80例有呼吸道症状的患者，经聚合酶链式反应（PCR）和血清特异性IgM抗体检测，证实为人腺病毒B组55型感染。本组患者多为18~29岁的青年，呈人群聚集分布，有接触史，主要症状包括发热（100%）、咳嗽（92.5%）、咽痛（88.8%）、咳痰（85.0%）和畏寒（78.8%）。此次疫情发生在冬季，患者症状较轻，预后较好。患者多为青年，可能与下列因素有关：

（1）外地人员对当地腺病毒流行株缺乏免疫力；

（2）疫情发生前当地已连续较长时间未出现有效降雨和降雪。

从此次疫情的临床特点来看，腺病毒55型感染主要表现为发热、咳嗽、咳痰、咽痛、畏寒及头晕等，无鼻塞及流涕症状或较轻微，易并发肺炎。咽部充血为最常见的体征。发热持续时间相对较长，大多持续5~7天后体温降至正常。肺炎组与无肺炎组的发热持续时间基本相同，可能与病例数少、肺炎患者症状不重有关。与之前报道的腺病毒3型和7型的呼吸道感染疫情特点相比，热程相似，但咽痛和咳嗽的发生率更高，扁桃体肿大相对少见。此外，并发肺炎的比例远远高于3型，提示不同类型的腺病毒可能因侵犯机体部位不同，从而具有不同的临床特点。虽然肺炎的发生率较高，但胸闷和肺部体征(如湿啰音等)均不明显，一般须经肺部CT检查才能发现。所以在明确诊断为腺病毒感染后，建议即使无明显的肺部体征，也应进行肺部影像学检查，以早期发现肺炎及重症病例，及时救治。但本起疫情中，腺病毒55型感染肺炎患者临床表现不重，肝、肾功能和肌酸激酶(CK)等生化指标异常不明显，预后好，无死亡病例。考虑可能因为患者均为成人，对腺病毒感染已有一定的免疫力。

在此次疫情的80例患者中，并发肺炎者48例，即60%患者发展为病毒性肺炎。总体而言，患者症状较轻，无死亡病例。但需高度警惕的是，在另外一起疫情中，2013年某医院收治的11例55型腺病毒肺炎患者，病情则较严重，有3人死亡。

（二）眼部感染

1. 急性咽结膜热

好发于夏季,易在儿童中引起流行,常与游泳池水传播有关,腺病毒通过污染的泳池水感染游泳者的咽部和眼部引起症状。潜伏期为 5 ~ 10 天,表现为突然出现发热,一般为 38 ℃以上,咽喉刺痒肿痛,多累及双眼,出现眼睛痒、眼结膜红肿充血、有水样分泌物、颈部淋巴结肿大,可伴有头痛、疲劳、肌肉酸痛等全身症状,一般不伴有支气管炎或肺炎。

本病多由腺病毒 3 型和 7 型导致,但 1 型、2 型、4 型、5 型、6 型、11 型、14 型腺病毒等也可引起,传染性极强,通过眼睛及嘴巴的接触而传播,症状延续 1 ~ 2 周,呈自限性,不会引起长期的后遗症。

2. 流行性角膜结膜炎

8 型、9 型、19 型、29 型及 37 型腺病毒传染性强,是引起该病流行的主要病原体,其他型多引起散发。潜伏期 5 ~ 12 天,是一种严重的眼部疾病。起病较缓,通常不伴有咽痛、发热或全身性症状,早期病症并不明显,开始表现为滤泡性结膜炎,眼睑和结膜充血水肿,多累及双眼,眼刺激症状和分泌物增多,患者有轻微异物感、畏光并伴有流泪,可持续 1 ~ 4 周。随后出现耳前淋巴结肿大,触碰有疼痛感。约80%的患者随后出现角膜受累，表现为眼睛疼痛、眼睑痉挛、角膜浑浊、视力模糊，但不会引起角膜溃疡。

该病通常3～4周内痊愈，角膜浑浊（损伤）可持续较长时间（数个月），可能出现永久性视力受损，但失明者少见。患者家庭成员常有继发病例，多通过污染的公用毛巾、手及眼药水等传播。

（三）胃肠道感染

约半数以上的腺病毒性肺炎患者会出现食欲减退、轻度呕吐、腹胀、腹泻等胃肠道症状，严重者还可出现中毒性肠麻痹或消化道出血，但腺病毒极少单独引起成人急性胃肠炎。

肠道腺病毒引起的胃肠炎常发生于5岁以下儿童，大多由腺病毒40型和41型引起，潜伏期3～10天，临床表现为轻度发热，较严重的腹泻，稀水样便，每日3～30次不等，伴有呕吐，部分患者可出现呼吸道感染症状，可有不同程度的脱水征。其中41型感染腹泻持续时间长，40型感染腹泻持续时间短，但初期症状重。该病呈自限性，一般发热持续2～3天，腹泻持续1～2周消失。此外，临床上许多患儿在肠套叠发病前或发病同时都存在腺病毒呼吸道或消化道感染，提示腺病毒感染很可能是引起婴幼儿肠套叠的重要因素。

（四）泌尿生殖系统感染症状

有报道,腺病毒性肺炎患者可在急性期出现轻微蛋白尿和少量细胞,严重者可引起急性出血性膀胱炎,后者多见于男童,男女比例为（2~3）：1,主要表现为尿频、尿急、排尿困难及血尿,明显的肉眼血尿持续 3~7 天,镜下血尿可持续 1~2 周,但患者肾功能正常,且不会发生高血压。腺病毒 11 型及 21 型易引起泌尿系统症状,腺病毒 37 型可引起女性宫颈炎和男性尿道炎,常通过性传播感染。

（五）其他

部分病例早期可出现红色丘疹、斑丘疹和猩红热样皮疹。

免疫功能低下者可偶发严重的病毒感染,尤其在器官移植病人中可发生严重的病毒性肝炎,多由 1 型、5 型和 7 型腺病毒引起。艾滋病患者可感染多种血清型腺病毒,症状复杂多样,常为致死性腺病毒感染,例如病毒性脑膜炎等中枢神经系统感染症状,患者表现为高热、剧烈头痛、呕吐、全身抽搐、意识障碍等,7 型腺病毒是引起该病的常见原因,1 型、6 型、12 型也可见。

腺病毒感染还可致昏睡、惊厥、偏瘫和脑电图异常等改变。曾有原发性腺病毒中枢神经系统感染的病例报道,当时分离出腺病毒 7 型,提示腺病毒有嗜神经性(即可侵犯脊髓和脑灰质神经细胞等)。有文献报道,在小儿腺病毒感染中,约 16% 的患儿出现中毒性脑病或脑炎的症状。

二、辅助检查

(一)病原学检查

1. 腺病毒核酸检测

急性期患者鼻咽拭子(最常用)、尿液或粪便标本,采用普通聚合酶链反应(PCR)法或实时荧光定量 PCR 方法(real-time PCR)鉴定是否存在特异性腺病毒核酸片段以确诊。基于聚合酶链反应的核酸检测方法是目前诊断腺病毒感染最为敏感和特异的分子生物学技术,可在感染早期检测出病原体,并鉴定病毒型别,已广泛应用于临床。

2. 血清特异性抗体检测

采用酶联免疫吸附测定(ELISA)法、免疫荧光试验(IFA)和抗体中和试验检测血清腺病毒特异性抗体,能区别腺病毒的血清型。取患者急性期及恢复期双份血清,分别测定血清中腺病毒特异性抗体,急性期血清腺病毒特异性 IgM 抗体阳性,或急性期与恢复期双份血清抗体滴度升高 4 倍以上具有诊断意义。一般在感染病毒后一周左右抗体效价开始上升。中和抗体在体内存在时间长,抗体水平可在一定程度上反应机体抗病毒感染的免疫力。此外,编者在多次疫情实践中发现,受检测灵敏度低等影响,胶体金试纸条可能不太适合腺病毒感染诊断。

3. 免疫荧光技术

取患者咽部、结膜或角膜的脱落细胞进行涂片,用荧光素标记的多效价腺病毒免疫血清染色,在荧光显微镜下可观察到脱落细胞核内有明亮的荧光,即腺病毒抗原。该方法可用于腺病毒感染的快速诊断,但临床实际使用较少。

4. 病毒分离

根据临床症状分别取患者的鼻、咽拭子或鼻洗液、痰、结膜刮取物、新鲜尿液或粪便,接种于敏感的人单层上皮细胞,病毒感染几天至几周后出现特征性细胞病变。该方法是最早研究病毒的方法,但操作较为烦琐、耗时耗力,临床应用较少。

(二)常规实验室检查

1. 血常规

多数患者白细胞计数降低或正常,也有部分患者病初白细胞总数轻度升高,合并或继发细菌感染时白细胞总数和中性粒细胞可明显升高。

淋巴细胞比例及绝对值降低,降低的程度与病情有一定相关性。多数患者单核细胞比例升高,多为10%~12%,个别患者可高达20%。血小板计数和血红蛋白一般正常,病情危重者血小板计数常降低。

观察一组272例7型腺病毒感染患者,白细胞总数为$(9.28 \pm 2.70) \times 10^9/L$,淋巴细胞绝对值为$(1.36 \pm 0.51) \times 10^9/L$,单核细胞绝对值为$(1.03 \pm 0.40) \times 10^9/L$。对另一组309例55型腺病毒感染患者的调查显示,白细胞总数为$(6.31 \pm 1.93) \times 10^9/L$,淋巴细胞绝对值为$(0.86 \pm 0.61) \times 10^9/L$,单核细胞绝对值为$(1.06 \pm 0.38) \times 10^9/L$。这些证据表明,55型腺病毒感染者淋巴细胞降低更为明显,而7型腺病毒感染者感染之初白细胞总数相对升高,血沉可轻度增快,一般小于30mm/h,极少数可达60mm/h左右。

2. 尿常规

少数患者可出现一过性镜下血尿。

3. 血液生化

肾功能一般正常,少数患者肝功能轻度异常,表现为 ALT 和 AST 升高,危重患者白蛋白可降低,随病情好转可恢复正常。个别患者肌酸激酶、肌酸激酶同工酶、乳酸脱氢酶、α-羟丁酸脱氢酶轻度升高,而55型腺病毒感染有半数以上患者的上述指标升高。

少数合并心肌损伤者,肌酸激酶同工酶、肌钙蛋白或肌红蛋白升高,危重患者明显升高。凝血功能大多数正常。危重患者 D-二聚体、纤维蛋白原降解产物升高,纤维蛋白原降低。部分患者血沉轻度增快,随病情好转可恢复正常。多数患者 C-反应蛋白(CRP)中等程度升高。多数腺病毒 55 型患者血清抗 O 升高,升高幅度似与病情轻重无明显相关性。

4. 淋巴细胞亚群

外周血淋巴细胞亚群反映机体的特异性免疫状况。55 型腺病毒感染的患者 T 淋巴细胞介导的特异性细胞免疫功能和 NK 细胞介导的天然免疫功能均受到损伤,主要表现为 $CD3^+CD4^+$、$CD3^+CD8^+$ 以及 NK 细胞的绝对数下降,恢复期病例可逐渐接近或达到正常水平。

(三)肺部影像学检查

腺病毒肺炎主要表现为肺实变和渗出影。一侧肺或双肺结节状、斑片状、小片状或大片状的实变影,病变中心密度较高,单发或多发,边界清楚。部分患者在实变影周围出现斑片状、小片状、大片状或云絮状渗出影(见图 2-1)。个别可出现少量胸腔积液,多为单侧。

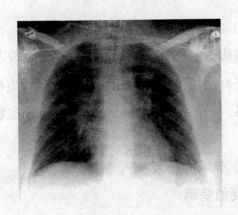

图 2-1 腺病毒肺炎影像学表现(可见斑片状实变影)

重症肺炎表现为一个大叶或两个大叶以上的实变影,其内无支气管征,或表现为一个肺段的实变,病变形态和范围变化较快。个别危重患者病变进展迅速,1～2 天内从结节状、小片状或斑片状实变影发展为大片实变影。部分患者影像学表现需结合临床与肺结核、真菌感染、细菌性肺炎相鉴别。

三、诊断

根据流行病学史、临床症状和体征、一般实验室检查、肺部影像学检查,可做出临床诊断。结合病原学检测阳性,排除其他表现类似的疾病,可确定诊断。

腺病毒暴发流行期间应根据以下标准尽快对有关人员进行甄别分类,并及时进行相应处置。

（一）医学隔离观察标准

无腺病毒感染临床表现，但近8天内曾与确诊或疑似病例有密切接触者（如同住一室等），应接受医学隔离观察。隔离观察期为8天，期满后无症状者可解除隔离。

（二）腺病毒感染病例临床诊断标准

1. 疑似病例

（1）发病前8天内与腺病毒感染确诊病例有密切接触史，并出现发热、干咳等临床表现；

（2）发病前8天内曾到过腺病毒感染流行区域，并出现发热、干咳等临床表现。

2. 临床诊断病例

（1）发病前8天内与腺病毒感染病例有密切接触史；

（2）发热伴咽干或咽痛、干咳；

（3）双侧或单侧颈部淋巴结肿大，绿豆或黄豆大小；

（4）咽部充血，咽后壁淋巴滤泡增生，扁桃体表面覆有点、片状灰白色分泌物；

（5）外周血白细胞正常、升高或降低，分类淋巴细胞比例降低，单核细胞比例升高；

（6）双肺听诊基本无干、湿啰音，与影像学表现不一致；

（7）胸部影像学表现为结节状、斑片状、小片或大片状实变影，部分出现胸腔积液。

符合以上（1）、（2）、（3）、（4）、（5）条者，临床诊断为腺病毒急性上呼吸道感染；全部符合者诊断为腺病毒肺炎。

3. 确诊病例

临床诊断病例同时具备以下一种或几种实验室检查结果者，判断为确诊病例。

（1）咽拭子实时荧光定量 PCR（real-time PCR）法检测腺病毒特异性核酸阳性；

（2）血清腺病毒特异性 IgM 抗体阳性；

（3）急性期与恢复期双份血清标本腺病毒特异性 IgG 抗体 4 倍以上升高。

（三）重症腺病毒肺炎诊断标准

符合肺炎诊断标准并符合以下任何一项即可诊断：

（1）持续高热（体温 >39 ℃）超过 5 天，且伴有频繁而剧烈的刺激性咳嗽；

（2）心率 >100 次/分钟和（或）呼吸频率 >30 次/分钟；

（3）肺部阴影进展迅速，阴影范围超过 1 个肺叶；

（4）动脉血氧分压（PaO_2）< 70mmHg 和（或）血氧饱和度（SpO_2）< 90%，吸氧或面罩吸氧不能改善 PaO_2。

（四）鉴别诊断

腺病毒感染临床表现与其他多种病原体引起的呼吸道感染性疾病类似,需要排除能够引起类似临床表现的其他疾病。腺病毒感染需要与普通上呼吸道感染、流行性感冒、细菌性肺炎、肺炎支原体或衣原体肺炎、传染性非典型肺炎（SARS）、军团菌性肺炎、其他病毒性肺炎、肺结核进行鉴别。腺病毒感染的最终确诊还是需要依赖实验室病原学检测结果。

1. 普通上呼吸道感染

患者可出现发热、咳嗽,血常规白细胞计数正常或降低,但普通感冒多伴有明显的鼻塞、流涕、打喷嚏等上呼吸道卡他症状,胸部 X 线检查无异常表现。

Tips

卡他的含义是渗出物沿着黏膜表面顺势下流。上呼吸道卡他症状包括咳嗽、流涕、打喷嚏、鼻塞等上呼吸道症状,这是临床上常见的症状。常见的发热伴上呼吸道卡他症状的疾病有普通感冒、流行性感冒、鼻白喉、咽结膜热、麻疹前驱期和百日咳卡他期等。

2. 流行性感冒

有明显的传染性,可引起暴发流行,抗生素治疗无效,可有明显的发热、头痛、肌痛、乏力等全身症状,血常规可见白细胞总数正常或降低,重症流行性感冒可发生肺炎和呼吸困难。可引起局部暴发流行。主要鉴别点:外周血淋巴细胞比例多增高,可从鼻咽部分泌物中检出流感病毒抗原或流感病毒特异性核酸。

3. 细菌性肺炎

多以发热、咳嗽起病,常为高热,可伴头痛、肌肉酸痛、乏力等全身症状,部分重症病例可气促、发绀,甚至中毒性休克。胸部影像学检查可为大片实变影或小斑片影。但普通细菌性肺炎一般为散发病例,不会出现群体性发病,常有脓痰,部分出现铁锈色痰。常有明显肺部体征,如闻及湿啰音,部分病例有肺实变体征;多数病例同时有外周血白细胞计数和中性粒细胞比例升高。合理的抗菌药物治疗可迅速控制体温和症状,并使肺部阴影吸收。

4. 肺炎支原体肺炎和肺炎衣原体肺炎

学校、部队或社区可发生小规模流行。常见临床表现包括咽痛、干咳等局部症状,以及发热、头痛、肌痛、乏力等全身症状,血常规显示白细胞计数和中性粒细胞比例多正常,肺部影像学表现为斑片状浸润。仅依据临床症状、血常规及胸部影像学检查较难与腺病毒肺炎鉴别。鉴别诊断要点是支原体和衣原体特异性血清抗体检测和抗感染治疗的效果。血清肺炎支原体或衣原体特异性 IgM 阳性,或双份血清肺炎支原体或衣原体特异性 IgG 抗体滴度 4 倍或以上升高;大环内酯类药物或新氟喹诺酮类药物能有效控制病情。

5. SARS(非典)

多以发热为首发和主要症状,体温一般高于38 ℃,常呈持续性高热,伴有畏寒、头痛、乏力、关节肌肉酸痛等全身症状。咳嗽不多见,主要为干咳、少痰,部分患者出现咽痛。可有胸闷,严重者逐渐出现呼吸困难、气促,甚至呼吸窘迫。上呼吸道卡他症状少见。一般于发病 6～12 天后出现呼吸困难和低氧血症。肺部体征不明显,部分患者可闻及少许湿啰音,偶有肺实变体征或局部叩诊浊音、呼吸音减低等少量胸腔积液体征。鼻咽分泌物核酸(SARS-CoV RNA)检测阳性,或血清(血浆)SARS-CoV 特异性抗原 N 蛋白检测阳性,或血清 SARS-CoV 抗体阳转,或抗体滴度 4 倍升高可确诊。

6. 其他病毒性肺炎

其他常见可引起肺炎的病毒包括呼吸道合胞病毒、鼻病毒等,多发生于婴幼儿。主要为散发病例,但也可在婴幼儿或老人聚居区发生小规模暴发流行。呼吸道合胞病毒和鼻病毒引起的肺炎多以发热起病,发生肺炎前往往有鼻塞、流涕、咽干、咽痛等上呼吸道感染症状,咳嗽多为干咳,部分有气促、胸痛和咯血痰等症状,重症病例可出现明显呼吸困难。影像学主要表现为间质性肺炎,严重者出现双肺弥漫分布的网结节状浸润影。血常规白细胞计数正常或减少,淋巴细胞计数相对增多。确诊需检测血清特异性病毒抗体。副流感病毒肺炎中度发热,病程稍长,抗生素治疗无效,但一般症状较轻,肺部体征弥漫,X线表现为小片影。

7. 肺结核

多为散发病例,一般隐匿起病。病程相对长,而病情进展相对较慢,发热多有一定规律,一般为午后低热,持续高热较少见,常可出现体重减轻、乏力、盗汗、纳差等结核中毒症状。外周血白细胞计数一般正常。胸部影像学有其特征性表现,病灶多位于双上肺,形态可不规则,密度不均匀,可出现空洞和钙化。皮肤结核杆菌纯蛋白衍生物(PPD)试验、血清结核抗体检测、痰集菌检查抗酸杆菌有助于鉴别诊断,临床高度怀疑而确诊有困难时可进行诊断性抗结核治疗。

8. 军团菌肺炎

多见于夏秋季,中老年人为好发人群。可在养老院等中老年人聚居区发生暴发流行。多以高热起病,乏力、头痛、肌肉酸痛等全身中毒症状较重,呼吸道症状相对较轻。重症病例可有呼吸困难,部分病例伴有相对缓脉、神经精神症状、水样腹泻等,少数病例可出现肾功能损害。胸部影像学检查早期表现为斑片状浸润影,随病程进展可累及双肺。大环内酯类、新氟喹诺酮类、利福平、多西环素等抗菌药物治疗有效。血清军团菌特异性抗体检测阳性可确诊。

9. 麻疹

如患者早期出现发热、结膜炎、麻疹样皮疹时,需与麻疹鉴别。麻疹患者有麻疹接触史,发热3~4天后口腔黏膜出现 Koplik 斑(是麻疹早期具有的特征性体征,一般在出疹前1~2天出现。开始时见于下磨牙相对的颊黏膜上,为直径 0.5 mm~1.0 mm 的灰白色小点,周围有红晕,常在1~2天内迅速增多,可累及整个颊黏膜并蔓延至唇部黏膜,于发疹后的第二天逐渐消失,可留有暗红色小点)即可诊断。

第二节　治疗及康复训练

目前尚无明确针对腺病毒的特效治疗方法。临床上主要以对症支持、提高机体免疫力和针对并发症的治疗为主。

一、一般治疗与病情监测

（一）护理

保持室内空气新鲜,环境安静整洁,加强通风,注意呼吸道隔离,避免交叉感染。加强对病人的护理,密切观察患者体温的变化。如症状加重,应通知医生进行及时治疗。应注意卧床休息,病人感觉寒冷时应注意保暖,高热时做好高热护理。及时清除痰液,保持呼吸道通畅。对有轻度呼吸困难者,应早期给予吸氧。合理控制饮食,加强营养,嘱咐患者饮食上选择清淡、易消化的食物,保证足够的能量摄入,多吃富含维生素的蔬菜和水果,注意多饮水。患者隔离期间应进行心理干预。

（二）监测

注意维持水、电解质平衡,密切观察病情变化。定期复查血常规、尿常规、血电解质、肝肾功能、心肌酶谱、T 淋巴细胞亚群(有条件时)和胸部影像学检查等。必要时进行血气分析检查。

二、对症治疗

腺病毒性肺炎患者体温可高达 39.5 ℃ ~ 42 ℃,

应及时给予降温及镇静治疗。体温高于 38.5 ℃ 时,给予头部冰敷、冰枕、酒精擦浴、降温毯等物理降温措施,或用比体温低 2 ℃ ~ 3 ℃ 的温水进行水浴。效果不佳者可给予化学药物降温。

咳嗽剧烈者可给予镇咳药。大量出汗或呕吐严重者,应注意补充液体,及时纠正水、电解质失衡。出现眼部感染者,可使用吗啉双呱、碘苷或聚维酮等抗病毒滴眼液滴眼。轻型病例应避免使用类固醇,因为停用类固醇后,症状通常会复发。在更严重的角膜炎病例中,类固醇可与睫状肌麻痹剂少量局部共同使用。可给予局部抗菌药以预防混合细菌感染。

三、抗病毒治疗

目前尚无具有循证医学证据的有效抗病毒药物。可考虑使用以下药物(早期应用此类可能有缩短病程、减轻症状的作用):

(1)利巴韦林静脉滴注,0.4 g/次 ~ 0.6 g/次,1 次/12 小时,或超声雾化吸入,5 ~ 7 天为一疗程。个别患者使用利巴韦林可能出现恶心、呕吐等消化道症状,敏感体质者可致轻度溶血性贫血。

(2)干扰素喷鼻剂喷鼻腔,一天 4 次。

(3)注射高纯度、高效价腺病毒马血清,第 1 天用

6 mL,第 2 天用 4 mL,第 3 天用 2 mL,治疗早期腺病毒性肺炎有较好的效果,降温快,症状消失早,后遗症少,但需注意血清反应。

四、糖皮质激素治疗

（一）目的

抑制过强的免疫病理反应,减轻严重的炎症病理损伤。

（二）指征

符合下列情况之一者考虑应用糖皮质激素:

（1）持续高热≥39 ℃,同时肺部影像学出现多发或大片实变和(或)阴影,短期内进展迅速;

（2）有明显呼吸窘迫,达到急性肺损伤或 ARDS 诊断标准。

（三）用法

成人推荐剂量甲泼尼龙 80 mg/天～320 mg/天,具体剂量可根据病情及个体差异进行调整。应同时给予制酸剂和胃黏膜保护剂,并注意骨缺血性改变和继发感染,如细菌和(或)真菌感染,结核患者须警惕原已稳定病灶的复发和扩散。

Tips

急性呼吸窘迫综合征（ARDS）是由肺内原因和（或）肺外原因引起的，以顽固性低氧血症为显著特征的临床综合征，因高病死率而备受关注。急性呼吸窘迫综合征起病较急，可在 24～48 小时发病，潜伏期也可长至 5～7 天。主要临床表现包括呼吸急促、口唇及指（趾）端发绀，以及不能用常规氧疗方式缓解的呼吸窘迫（极度缺氧的表现），可伴有胸闷、咳嗽、血痰等症状。病情危重者可出现意识障碍，甚至死亡等。体格检查：呼吸急促，鼻翼扇动，三凹征；听诊双肺早期可无啰音，偶闻及哮鸣音，后期可闻及细湿啰音，卧位时背部明显。叩诊可及浊音；合并肺不张叩诊可及实音；合并气胸则出现皮下气肿、叩诊鼓音等。

五、免疫调节治疗

胸腺肽、丙种球蛋白等非特异性免疫增强剂，可酌情使用。

六、抗菌药物的使用

合并细菌感染者，根据病原可使用阿奇霉素或第三代头孢菌素等抗菌药物。

七、中医中药治疗

早期可口服莲花清瘟胶囊、银黄类制剂等中药制剂,也可使用痰热清、热毒宁、清开灵等静脉用制剂。

八、危重型肺炎的治疗

少数腺病毒肺炎病例病情急剧进展,出现 I 型呼吸衰竭(缺氧,无 CO_2 潴留,或伴 CO_2 降低,见于换气功能障碍,如通气/血流比例失调、弥散功能损害和肺动 - 静脉样分流的病例),进展至急性肺损伤或 ARDS,甚至死亡。因此,对重症患者必须严密动态观察,加强监护,及时给予呼吸支持,合理使用糖皮质激素,加强营养支持和器官功能保护,注意维持水、电解质和酸碱平衡,预防和治疗继发感染,及时处理合并症。

(一)病情监测

加强对生命体征、出入液量、心肌酶谱、动脉血气、凝血功能、血糖及重要脏器功能的监测。2~3 天后做肺部影像学复查。

(二)对症支持治疗

鼓励患者进食易消化食物。当病情恶化不能正常进食时,应及时给予临床营养支持,采用肠内营养与肠外营养相结合的方法,非蛋白热量 105 kJ ~ 126 kJ (25 kcal ~ 30 kcal)/(kg·d),适当增加脂肪比例,以减轻肺的负荷。中/长链混合脂肪乳剂对肝功能及免疫功能的影响小。蛋白质摄入量为 1.0 g/(kg·d) ~ 1.5 g/(kg·d)。注意补充水溶性和脂溶性维生素。尽量保持血浆白蛋白在正常水平。酌情使用丙种球蛋白、胸腺素 α 等免疫增强剂。

(三) 呼吸支持治疗

对危重症患者密切监测动脉血气,腺病毒肺炎患者通气功能一般尚可,换气功能明显障碍。若动脉 PaO_2 和 SpO_2 下降,应及时处理。

1. 氧疗

重症腺病毒肺炎病例即使在安静状态下无缺氧表现,也应予持续鼻导管吸氧。有低氧血症者,常需较高氧流量,应使 SpO_2 维持在 93% 或以上,如鼻导管吸氧不能改善,可选用面罩。应尽量避免脱离(如上洗手间)或缩短(如医疗检查等)氧疗时间的活动。

2. 无创正压人工通气 (non-invasive positive pressure ventilation,NIPPV)

NIPPV 可改善呼吸困难,改善肺氧合功能,帮助患者度过危险期,尽可能减少有创通气的应用。应用指征为:① 呼吸频率 > 30 次/min;② 吸氧 5 L/min 的条件下,$SpO_2 < 93\%$。禁忌证为:① 有危及生命的情况,需要紧急气管插管;② 意识障碍;③ 呕吐、上消化道出血;④ 气道分泌物多,排痰能力障碍;⑤ 不能配合NIPPV治疗;⑥ 血流动力学不稳定和有多器官功能损害。

3. 有创正压人工通气

对危重症腺病毒肺炎患者实施有创正压人工通气的指征为:① 不能耐受 NIPPV 治疗,或 NIPPV 治疗情况下呼吸困难无改善,氧合功能改善不满意,$PaO_2 < 70$ mmHg,并有病情恶化趋势;② 出现危及生命的临床表现或多器官功能衰竭,需要紧急进行气管插管抢救。

(四)糖皮质激素的应用

对于重症且达到急性肺损伤标准的腺病毒肺炎病例,应及时使用糖皮质激素,以减轻肺渗出、损伤,并改善肺的氧合功能。成人剂量相当于甲泼尼龙 80 mg/天～320 mg/天,具体可根据病情及个体差异调整。症状缓解、体温控制且肺部病变稳定后逐渐减量至停用。

(五)东莨菪碱的应用

东莨菪碱可减少肺渗出,改善末梢循环,对肺部渗出明显或末梢循环不佳者可酌情使用。

（六）抑酸药物的应用

危重症且使用糖皮质激素者易发生应激性溃疡，须应用质子泵抑制剂奥美拉唑等，剂量一般为 40 mg，静滴或莫菲氏管滴入，1 次/天。

（七）其他治疗

发生休克时予以抗休克治疗，出现其他脏器功能损害时应予以相应的支持治疗。

（八）继发感染的预防和治疗

危重症患者尤其是使用糖皮质激素者，应密切监测并及时处理继发感染。

九、康复期治疗

腺病毒感染患者大多数可痊愈，并且无后遗症，可正常生活、工作，这类患者是不需要进行后期治疗的。但有少数肺部炎症未完全吸收的患者、出院后遗留肺纤维化的重症患者、大剂量激素冲击治疗可能出现股骨头坏死的患者等，需继续服用药物或者定期进行复查。

1. 一般感染者

大多数患者以发热表现为主，未发生其他并发症，尤其肺部体征阴性者，后期如有咽部或其他轻微并发症，可对症治疗，注意饮食、休息即可，无须特殊药物治疗。

2. 肺部炎症未完全吸收者

此类患者基本无自觉症状,仅影像学表现仍显示肺部炎症未完全吸收。应当加以鉴别:部分继发细菌感染者可依据住院期间细菌学检查结果继续口服一段时间的抗生素;仍存在病毒感染者可定期复查。

3. 出现肺部纤维化和股骨头坏死的患者

肺部纤维化患者在 2003 年 SARS 病毒感染患者中发病率最高,目前腺病毒感染患者的肺部纤维化和股骨头坏死的发病率尚不明了。出院时已发现肺部纤维化患者应密切观察,建议定期做影像学复查,以便明确是否存在快速进展的肺部纤维化及慢性纤维化,此类患者应积极到相关专业医院就诊,尽早治疗。股骨头坏死为大剂量激素冲击治疗下后期的严重并发症,目前无明确有效的药物治疗,仅采取止痛、补钙、减少负重、减少活动等相关对症治疗,定期复查,依据骨科专业医师意见考虑股骨头置换术。

十、康复后训练建议

感染腺病毒后,身体素质下降,且病情越重,身体损伤越严重。因此,针对不同患者康复后的工作与训练,提出以下建议。

（一）恢复训练时间

单纯隔离并未患病的人员，解除隔离后即可恢复工作或室外训练，但建议进行 1 周的恢复性训练后，再参加正常工作或训练。

无肺炎症状的腺病毒感染（出现呼吸系统症状，影像学检测未见肺部病变）康复后的人员，如病原体检测已为阴性，建议进行 2 周的恢复性工作或训练后，视身体情况可参加正常工作或训练。

肺炎（出现呼吸系统症状，影像学检查显示有肺部改变）康复后的人员，或症状消失但病原体检测仍为阳性的患者，建议进行 4 周的恢复性工作或训练后，视身体情况可参加正常工作或训练。

（二）训练内容和强度

单纯隔离并未患病的人员，跑步结合适当力量训练，每天跑步不超过 3 000 m，体能训练不超过 1.5 小时。

无肺炎症状的腺病毒感染人员，康复后体能训练以慢跑为主，每天跑步不超过 2 000 m，体能训练不超过 1 h。

肺炎康复后的人员，建议按照隔离治疗期间的症状分两类：对于轻症患者（咳嗽、咳痰、发热等症状，隔离治疗期间给予单纯抗感染及支持治疗的患者），第 1～2 周以慢跑等适当体能恢复训练为主；第 3 周、第 4

周可逐渐加大训练量,跑步配合力量训练,每天跑步不超过 3 000 m,体能训练不超过 1 小时。对于重症患者(除呼吸道症状及发热症状外,出现电解质紊乱、心肺功能暂时受损,治疗期间除给予一般抗感染支持治疗外,加用激素等治疗的患者),康复出院后机体尚处于免疫低下状态,建议出院后第 1 周不安排训练,之后的训练计划同轻症患者。

在恢复训练期间,每天训练适宜从低强度开始,前 10~20 分钟锻炼时强度应该减半。可逐步增加强度,但不要超过平时运动量的80%~90%。所有腺病毒感染后康复的人员应每天进行医学观察,如遇身体不适,应及时调整。

(三)训练期间注意事项

1. 热身活动要充分

患病人员因停止训练一段时间,其肌肉的柔韧性会降低,如果不做热身运动就开始日常训练,容易导致肌肉损伤。热身活动包括慢跑、擦面、浴鼻、拍打全身肌肉、活动胳膊和下蹲等,这样就可以调动身体各部分的活动功能,让身体开始适应接下来的运动。

2. 注意观察身体状态

刚开始训练后不要做过于剧烈的运动,疲劳时人体的免疫能力下降,易使病情反复。此外,在训练期间要及时补充水分,以防脱水。

3. 注意保温

如果室外的温度过低,运动后应注意保暖,若训练后身体出汗,应擦干汗水并把皮肤轻轻擦红,若衣服已潮湿,应尽快回到室内换上干燥衣服再训练。

(四) 训练时要有医学观察

训练中有关人员应及时观察人员身体情况。如有人出现鼻塞、喉咙痒、头痛,可以进行适量的跑步、快走或者力量训练;一旦出现发热、胸闷、四肢无力,就应该停止运动;如果头痛伴随全身发冷、酸痛,可能是发热的前期症状,应停止运动,及时就医。

每天掌握人员身体恢复情况,训练后若有人感到身体软弱无力、疲乏不堪、食欲减退,就要注意减少运动量,或改用另一种运动锻炼方式。

针对病情较重、身体素质差的人员,要重点关注,有身体不适等情况要及时就医。

战胜腺病毒——全民动员篇

第一节　防控关键环节

一、控制传染源

腺病毒感染患者和隐性感染者是最主要的传染源。因此,在腺病毒感染疫情防控中,对传染源的有效隔离控制和积极治疗,是预防腺病毒感染疫情暴发的关键。

实战要点1:加强疫情监控。尽早发现腺病毒感染疫情是制定防疫措施的基础。因此,各级医疗卫生单位必须健全疫情报告制度,特别是冬春季节,对集体单位中有发热、咳嗽、咽痛等典型症状的病人认真做好病史调查和登记,对有接触史、症状典型的相关人员要做好隔离监控。

实战要点 2: 尽早隔离传染源。对疑似和确诊的传染病患者尽早隔离是控制腺病毒感染流行的有效措施之一。必须建立并严格执行发热门诊制度,同时,对密切接触腺病毒感染患者的人员要进行为期 8 天的医学观察。特别是在局部暴发流行期间,要加大排查力度,控制措施和控制范围宁可"过"一些。当有人自觉不适或出现呼吸道感染症状时,要及时告知相关医务人员。

Tips

　　腺病毒隐性感染者在临床上不出现任何症状、体征,但仍具有传染性,是重要的传染源,因此是疫情防控的难点。有条件时可考虑做全员病原学筛查,将检测阳性人员"拎出"进行隔离;另外在疫情防控期间,减少甚至停止集体活动、居住区扩大消毒范围、人员外出时戴口罩、互相保持 2 m 有效距离、勤洗手、注意个人卫生等可有效降低隐性感染者的传播概率。

二、切断传播途径

腺病毒随呼吸道和眼结膜分泌物、粪便及尿排出体外,经空气飞沫、密切接触及粪口途径从人传播到人:

(1)腺病毒主要是通过空气飞沫传播,在一定条件下(人群拥挤、空气污浊)可能蔓延,甚至导致疫情暴发。

(2)密切接触也是重要的传播方式,包括与患者共同生活或探视患者。直接接触患者或感染者的排泄物、分泌物及其他被污染的物品,病毒由手经口、鼻、眼黏膜侵入机体实现传播。

(3)腺病毒还可通过消化道途径传播。腺病毒在胃肠道内并不会被灭活,仍可随粪便排出体外,健康人群可通过饮用和食用被感染者排泄物污染的饮用水和食品而导致粪口传播。

(4)腺病毒能在污水、游泳池中稳定存活,经水源传播。曾有共用浴室和参加游泳引起腺病毒感染疫情暴发的案例,在防控工作中须予以重视。

(5)治疗、护理、抢救危重患者,以及进行气管插管、吸痰、咽拭子取标本等操作,是医护人员感染的重要途径。医院病房通风不良、医护人员或探视者个人防护不当等,可增加感染传播的危险性。电梯等相对密闭、通风不畅的环境都是可能发生传播的场所。

实战要点:切断各类传播途径。腺病毒预防措施和其他呼吸道、消化道传染病的预防相似。因为腺病毒可以通过飞沫传播,因此在腺病毒感染暴发地区要尽量减少或停办大型集会和娱乐活动。大家要尽量少去公共场所,咳嗽或打喷嚏时要用纸巾掩住口鼻,要经常对宿舍开窗通风换气并进行空气消毒。同时要对腺病毒感染患者用过或接触过的衣物及用具进行暴晒或消毒处理,患者住过的房间要彻底消毒,并进行通风换气。加强游泳池、公共浴池的卫生管理,严格执行卫生消毒制度。在暴发流行期间,相关部门可根据疫情控制需要,暂时关闭游泳池、浴池等公共场所,以避免疫情扩散。这些措施都可以有效地切断腺病毒的传播途径。

三、保护易感人群

人群普遍易感,无症状感染相当普遍,病后可获得长久免疫力,同型腺病毒引起二次感染的情况罕见。虽然各个年龄组的人均可感染,但以婴幼儿、老年人、免疫功能缺陷者和接受器官移植者容易感染,7个月~2岁患儿易发生严重腺病毒感染。新兵训练营是腺病毒感染暴发的好发场所,主要原因是群体生活使得易感人群与传染源密切接触,病毒通过飞沫、饮食等传播变得更为容易。

重症肺炎是导致患者死亡的主要原因,在对患者进行救治时,要密切关注患者的病情发展,尽可能进行全员胸部影像学筛查,以尽早采取积极有效措施,尽力避免重症肺炎的发生。

对于普通人来说,目前尚无普遍使用的预防腺病毒的疫苗,国际上(美国军队)已研制出腺病毒4型、7型疫苗,仅用于预防军营中腺病毒感染。我国尚无此类疫苗,因此控制腺病毒,预防是关键。

Tips

在没有有效疫苗的情况下,作为易感人群,该如何保护自己,预防腺病毒感染呢?养成良好卫生习惯是关键。平时要勤洗手,对宿舍要多消毒、多通风,保持宿舍环境清洁。同时注意避免与他人共用洗漱用具,避免接触患者及其呼吸道飞沫。平常运动后多饮水,多吃蔬菜和水果。冬季流行季节尽量避免去人员密集的公共场所,外出时戴上口罩。

四、管理密切接触者

(一)密切接触者的定义

密切接触者就是指在未采取有效防护措施的情况

下,接触腺病毒感染确诊病例或高度疑似病例的人群,包括与患者共同生活或有过近距离接触的人员,直接接触过患者的呼吸道分泌物或体液,可能暴露于患者所污染环境或物体的人员,诊断、治疗或护理、探视腺病毒感染病例的人员等。具体来说,一般包括同一办公室的同事、学校里一个班级(同一教室)的同学及老师、同一宿舍的战友、同机或同一车厢的乘客等,以及其他形式的直接接触者,包括病人的陪护(送饭)、(同)乘出租车、乘电梯等。还包括根据流行病学调查和现场情况由卫生防疫人员综合评定确定的有接触史或其他形式的直接接触者。

Tips

密切接触者简而言之,就是指 8 天内曾与腺病毒感染确诊病例或高度疑似病例有过共同生活或工作等接触史的人。

(二)接触者管理

加强腺病毒病例密切接触者的管理工作,有利于延迟或切断腺病毒感染的传播蔓延。在该病的流行初期、流行高峰或流行后不同阶段,密切接触者的管理工作要求应适时做出相应调整。

(1)各级卫生行政部门负责组织实施密切接触者

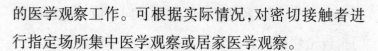

的医学观察工作。可根据实际情况，对密切接触者进行指定场所集中医学观察或居家医学观察。

（2）医学观察期是指密切接触者与病例或污染物品等最后一次接触之日起顺延至第8天结束。

（3）在进行医学观察前，要向密切接触者说明医学观察的依据、期限及有关注意事项；告知负责医学观察的医疗卫生机构及相关人员的联系方式；做好科普知识宣传，包括腺病毒感染的临床特点、传播途径、预防方法等信息。

（4）居家医学观察的密切接触者及同居所的人员不得随意外出，集中观察的密切接触者应确保分室居住。群居生活如学校、部队的防控，应尽可能相对"稀释"人员，不混杂不同编制（即此前未有共同暴露史）人员。集中医学观察时，不同楼层、房间的密切接触者不得互相串门。组织活动时，应分批进行，避免密切接触者之间相互交叉感染。

（三）医学观察期间采取的措施

（1）由医疗卫生机构或相应班/排/宿舍指定负责人每日对密切接触者的健康状况进行访视（早、晚两次测量体温），详细记录密切接触者的健康状况。对年老体弱者及婴幼儿还应注意了解有无其他病症。建议体温计人手一只，随时消毒。

（2）集中医学观察场所应每日向相应卫生行政部门报告密切接触者医学观察情况。集中医学观察场所应配备必要的消毒设施、消毒剂和个人防护用品，认真做好本场所的清洁与消毒工作。

（3）实施医学观察的工作人员应做好基本的个人防护。

（4）医学观察期间，密切接触者如出现急性发热或呼吸道症状，应立即送往定点医疗机构进行隔离治疗、采样和检测，并对与其有密切接触的全部人员进行医学观察。如果密切接触者排除了腺病毒感染，则与其有密切接触的全部人员即解除医学观察。

（5）医学观察期满，密切接触者如无异常情况，应及时解除医学观察，同时负责医学观察的医疗卫生机构应做好登记和统计工作。

Tips

如何正确测量体温？

正常人的体温为 37 ℃左右，可随着人的生理状态、昼夜时差、年龄、性别、环境等不同而稍有波动。一般情况下，早晨 4:00 ~ 6:00 体温最低，下午 5:00 ~ 6:00 体温最高，但在 24 小时之内，体温变化不超过 1 ℃。体温测量主要采用腋下测量法，具体步骤为：使用前先将水银温度计度数甩到 35 ℃ 以下，擦干患者腋下，将体温计置于腋下最顶端，水银端和腋下的皮肤紧密接触并夹紧，以免脱位或掉落。测量 5 ~ 10 分钟，取出体温计，读取温度数据后，用 75% 酒精棉球擦拭体温计。

Tips

腺病毒感染流行季节应注意哪些事项？

当出现急性发热、咽喉疼痛和结膜炎等症状时，要及早到医院诊断治疗。如果确定是腺病毒感染，要尽早隔离、治疗。出现 3 人以上聚集发病的情况，要及时向上级卫生机构、行政部门和防疫单位报告，及时采取有效的防控措施，防止疾病蔓延，以免造成更严重的后果。在腺病毒流行季节，托幼机构上呼吸道感染患儿应回家隔离休息，以免造成传播流行。患病后尽量在附近医院就诊，避免到病人较集中的大医院观察室输液，以防交叉感染。此外，基层卫生机构的输液室不建议军地人员混用，可给家属等地方人员另外开辟一个输液区域。

第二节　群体防控措施

　　院校与军营,特别是新生入校、新兵营和刚分配下连的新兵中,腺病毒感染时有发生,这不仅给感染者个人的身体和心理健康造成严重危害,而且如不及时采取积极的群体性防控措施,还极有可能引起疫情暴发或流行,对正常学习、训练及周边社会稳定造成负面影响。

Tips

如何判断呼吸道传染病流行暴发?

　　在一定时间内(通常为该病的最长潜伏期),某地区或单位有较多或大量相同呼吸道传染病患者出现,可判断为暴发。在某地区,当某种呼吸道传染病的发病率显著超过历年水平(一般为前3年平均发病率的3~10倍)时,可判断为传染病流行。

一、一般预防措施

　　(1)经常开窗通风,保持室内空气新鲜。建议每天通风3~4次,每次20~40分钟。

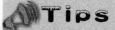

如何正确进行通风换气

通风是指采用自然或机械方法使风没有阻碍，可以到达、穿过房间或密封的环境内，以营造卫生、安全等适宜空气环境的技术。呼吸道传染病主要经空气中的微粒媒介传播，通风换气有助于防止疾病传播。正确的通风换气方法如下：以 100 m³ 的空间为例，在无风、室内外温差为 20 ℃情况下，约 11 分钟就可使空气交换一遍。所以，不要一天到晚门户大开，1 日之内开窗 3 ~ 4 次，一次 20 ~ 40 分钟就已经足够了。

（2）养成良好的卫生习惯，勤洗手，勤换洗衣物，勤晒被褥。不随地吐痰，咳嗽打喷嚏时注意遮蔽。不共用洗漱用品，不去卫生条件差、不规范的游泳池和浴池等场所。

传染病防控的"三开三晒"指什么？即开窗、开门、白天打开蚊帐，晒衣服、晒被子、晒席子和垫被。

（3）保持良好的生活习惯，多喝水，多吃水果和维生素 C 含量高的蔬菜，均衡饮食，适量增加蛋白质摄入量。

Tips

冬春季节，气候干燥，空气中尘埃含量高，人体鼻黏膜容易受损。多喝水，让鼻黏膜保持湿润，能有效抵御病毒的入侵，还有利于体内毒素排泄。腺病毒感染等上感患者要保持足够饮水量，但是切忌一次性大量饮用，而应间断性饮用，每次喝一杯，大约 300 mL 的量，间隔一段时间后再喝比较好，这样，既能时刻保持身体的水分平衡，也不会对肾脏造成负担。

此外，在补水的同时，适当补充电解质，有助于缓解感冒症状。可以按照 20 g 白糖、3.5 g 盐、2.5 g 小苏打、1.5 g 氯化钾、1 000 mL 温水的比例自制电解质水饮用。如果觉得配制太麻烦，也可以直接饮用瓶装的电解质饮料来代替。

（4）注意防寒保暖，及时增减衣服，尤其是长期在户外且活动较少的时候（见图 3-1）；经常锻炼身体，劳逸结合，保证睡眠时间，提高自身抵抗力。

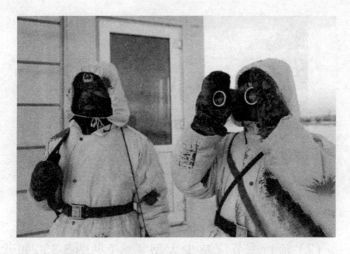

图 3-1 冬季户外活动如执勤等,应注意保暖

(中新网:"解放军边防战士换新装执勤",2011.1.6.)

(5)咳嗽、打喷嚏要同时将口和鼻捂住,免得将大量的病毒散播到空气中,传染他人。如出现急性高热、头痛、鼻塞、咽痛、结膜红肿、明显咳嗽、流涕等上呼吸道感染症状,应戴口罩,尽量避免与其他人近距离接触,并及早到医院诊断治疗。

(6)平时保持室内和周围环境清洁,在流行季节经常对礼堂、宿舍、食堂、浴室等密闭场所进行通风和预防性消毒(见图3-2)。

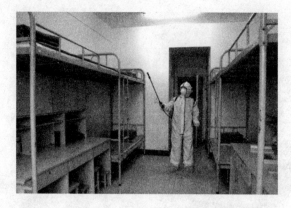

图 3-2   冬春季节应定人定责定时落实通风消毒措施

（7）流行季节应减少大型集会（见图 3-3），如营区内出现较多咳嗽、流涕、发热等上呼吸道感染症状人员时，应停止集会，对相关内容实行分级传达或电视电话会议方式传达。冬春季节尽量不去人多的公共场所，外出戴口罩，避免接触病人。

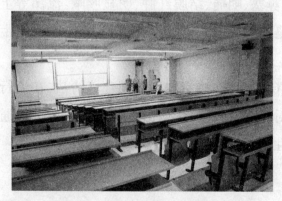

图 3-3   防疫人员正在现场调查

注：冬季在几乎完全密闭的大礼堂集会或教室上课，往往是导致呼吸道传染病暴发的重要原因。

（8）为患者安排陪护人员时，应首选治愈人员，或者年龄较长的人员（往往已有一定的免疫力），不应安排未感染过的新生或新兵。病人的洗漱用具等物品要严格与其他人员的用品分开，不要混用，以避免交叉污染。病人接触过的物品应擦拭消毒或煮沸消毒后再使用。

（9）在流行季节开展腺病毒感染相关防控知识宣传，增强大家对腺病毒感染防控的意识和信心。

二、疫情期间防控措施

腺病毒感染以空气飞沫传播为主，传染性强，在冬春季节腺病毒感染疫情发生的风险会明显升高。疫情一旦发生，迅速在早期采取积极有效的应对措施至关重要。

（1）在疫情发生后，应及时报告各级疾控机构，及早开展现场流行病学调查，并采样（咽拭子）送往具备条件的实验室（如附近的呼吸道病原监测网络实验室或参比实验室）检测，尽快查明病因。将疫情信息同时逐级上报各级卫生主管部门。如有必要，可申请相关疾控专家尽早到现场调查指导。

（2）当发现有可疑疫情时，应立即对患者进行隔离治疗，保护易感人群，切实严格落实发热门诊制度，对发热患者和普通就诊人员分区治疗,并进行疫点消毒,使控制传染源、切断传播途径、保护易感人群落到实处。

Tips

隔离是指将处于传染期内的患者安置于一定的场所,使其不与健康者或其他患者接触,防止患者向外界传播病原体或受其他病原体感染,并便于集中消毒和使患者得到合理治疗。隔离期限为该病传染期。

当较大规模疫情暴发时,可采取集体检疫措施,又称集体留验,是指受检疫单位全体人员均不得与外单位人员接触,同时也不准向该单位补充或由该单位调出人员。在集体检疫期间对全体人员进行医学观察,日常活动局限于单位内。

(3)在疾控专家指导下,对可疑感染人员进行病原学鉴定,并根据鉴定结果和人员接触情况划分不同区域,调整人员居住和活动范围。

(4)确诊病例、可疑发热病例、密切接触者、健康人群应严格分区居住和活动,各区之间严禁接触,同区人员以宿舍为单位,避免互相走动(见图 3-4、图 3-5)。

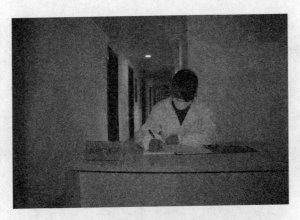

图 3-4 建立人员分区分散管控机制

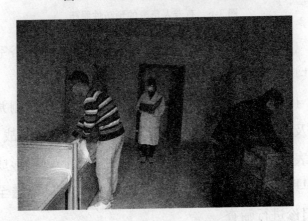

图 3-5 密切接触者按房间分散居住,有条件时降至 1~2 人/间

（5）预防服药:疾病流行、暴发期间,可考虑使用利巴韦林或莲花清瘟胶囊,按推荐治疗剂量服用,同时密切监测可能的药物不良反应。预防性服药应有专人负责,在一般情况下,是不需要预防性服药的。(见图 3-6)。

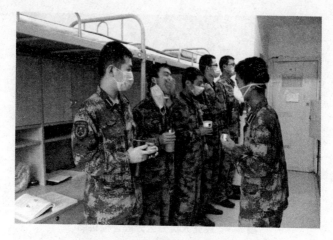

图 3-6　有专人负责的预防性服药

（6）消杀灭：对宿舍、食堂、办公楼、教室、浴室等公共场所的空气和环境进行定期消毒。

（7）所有人员每天进行体温监测和症状监测并记录，及时发现发热者，或有咳嗽、鼻塞、咽炎、寒战、头痛、表情淡漠、肌肉痛、腹泻和患结膜炎的人员，形成疫情早期预警监测网络。如发现，立即戴上口罩送至发热门诊进行筛查。

（8）对基层单位人员进行传染病基本防护知识的宣传教育，落实预防为主的防病策略。

（9）科学安排体能训练和体力劳动，适当改善伙食，增加蔬菜、水果和蛋白质摄入，提高免疫力。

◢Tips

集体单位出现腺病毒疫情时,应该怎样做好管理工作?

居住地应实行封闭式管理,严格人员进出,同时应减少住地内人员随意流动;避免大型集会,减少室内集中活动,必要的会议等可采用电视电话会议形式,或在室外通风较好的场所进行,人员之间间隔需大于 2 m;应实施错时就餐、洗漱、洗澡,就餐时可采取同向就座方式;上厕所也应进行适当组织,避免个别人员以上厕所的名义随意走动;科学组织训练,适当降低训练强度,并注意防寒保暖。

◢Tips

腺病毒等呼吸道传染病防治期间是否可以正常洗澡?

患病人员在患病期间最好不要洗澡,除可能会造成疫病传播外,也有加重感染的可能,甚至有可能引起其他并发症。

体温正常且无任何不适的人员可以洗澡,但是建议缩短洗澡时间,减少洗澡频率,并且要注意保暖。除此之外,居住区洗澡应当遵循按隔离区分批的原则,如本单位以班为单位互相隔离,则应以班为单位错开时间进行洗澡,每班洗澡完毕后应安排专人进行公共洗浴设施的消毒。在洗漱先后顺序上应先患病较少的隔离单位,后患病相对较多的隔离单位。日常洗漱的原则与上面相同。

三、落实发热门诊制度

发热门诊的开设,在腺病毒感染疫情处置过程中至关重要,可有效减少院内感染发生的概率。

(1) 严格按照发热门诊布局要求划分清洁区、半污染区、污染区,做到人流、物流合理、无交叉(见图3-7、图3-8)。出入口应有明显的标志和阻隔,防止人员误入。

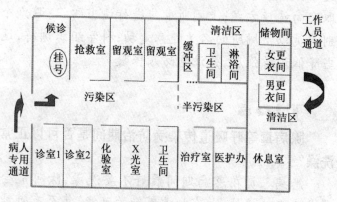

图 3-7 综合性医院(临床部)发热门诊布局示意图(仅供参考)

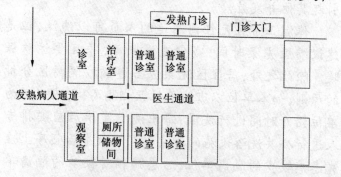

图 3-8 基层卫生单位发热门诊布局示意图(仅供参考)

（2）对发热患者就诊和留观进行有效管理和引导，保证发热患者的各种检查和治疗在发热门诊内进行。发热门诊入口处应设专人负责分诊、提供口罩、测量体温等，并负责咨询、引导和登记，落实患者及陪同人员必要的防护措施（见图3-9）。

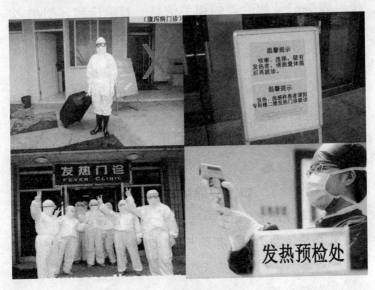

图3-9 发热门诊的设置

注：发热门诊应设置在医疗机构内的独立区域，有醒目的提示指明方向，入口处有发热预检。

（3）留观患者尽量一人一室，戴口罩，不得随意离开留观区域。如在实际处置过程中出现过多患者，无法实现一人一室，应尽量将发病时间接近、症状类似的患者安排在一个病房，确诊和疑似患者的病房不应安排其他非腺病毒感染患者。严禁不同房间患者相互接触。隔离留观区域应有独立的洗漱设施和卫生间。

（4）配备具有一定临床经验的内科医师，并在上岗前进行必要的培训和考核。

（5）发热门诊应建立就诊患者登记报告制度，按统一表格记录就诊者的相关信息。对确诊和疑似患者的陪同就诊人员、密切接触人员，要及时通知所属单位进行隔离观察。

（6）按要求做好消毒工作，确诊或疑似患者转出，应立即进行终末消毒。

Tips

如何解除隔离患者？

隔离期限根据该病的传染期而定，通常在患者临床症状消失后，在有病原检测条件时经2～3次病原学检查，每次间隔3天，结果阴性者可停止隔离或根据常规办理。

四、医务人员自身防护

（一）进入污染区所采取的防护

医务人员在污染区诊疗腺病毒感染者时，必须穿隔离服或防护服，穿脱隔离服或防护服时要按照一定的顺序,不能随意调换。

穿戴步骤:洗手→戴一次性帽子→戴 N95 口罩→戴护目镜→戴第一层手套→穿隔离服或防护服→穿鞋套→戴第二层手套。

Tips

污染区是指确诊或疑似病例的治疗和隔离区,包括有病人或病人排泄物、分泌物等的污染区域,如病室、厕所、浴室、洗漱间、污衣污物存放处、杂物室污染端等。

Tips

医务人员的防护物品多长时间更换?

➤ 口罩:每 4 小时更换 1 次,然后进行消毒。

➤ 帽子:每班更换 1 次,然后进行消毒。

➤ 隔离衣:每班更换 1 次,然后进行消毒。

➤ 防护眼镜:每班更换 1 次,然后进行消毒。

(二) 工作区域所采取的防护

除了污染区,医务人员所在的工作区域为潜在污染区,在该区域工作的所有人员都应勤洗手、戴乳胶手套、戴帽子、戴 N95 口罩,并穿工作衣裤及工作鞋。为患者进行吸痰、气管切开、气管插管术等操作时,医务人员应戴防护面罩或全面性呼吸防护器。

　医务工作人员离开工作区进入清洁区前,为避免将病毒或污染物带入清洁区,应当进行严格消毒,并按步骤脱掉工作服。所有工作完成后要进行全身沐浴,方可离开。要注意,在脱防护用品的过程中,双手不要接触面部任何部位。在污染区工作的医务人员应每日监测体温2次,体温超过37.5 ℃应及时就诊。

　脱防护服的步骤(见图3-10):外层手套消毒(可换一次手套)→脱鞋套及松袖套绑带和防护服拉链→脱第二层手套→脱防护服(由内向外卷下)→摘眼罩→摘N95口罩→脱一次性帽子→脱第一层手套→洗手或手消毒。

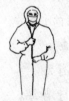

1. 将拉链拉到底

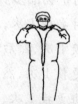

2. 向上提拉帽子,
使头部脱离帽子

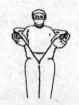

3. 脱袖子,从上
向下边脱边卷

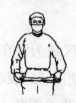

4. 脱下衣,将污染面
向里脱下后放入医疗
废物袋内

图3-10　脱连体防护服流程

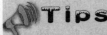

医疗区物品、环境如何管控？

病室内定时通风，并用紫外线灯管或紫外线循环风进行消毒，每日 2 次；物体表面、地面消毒采用 1 000 mg/L～2 000 mg/L 含氯消毒剂擦拭，作用 30 分钟；精密仪器用季铵盐物体表面喷雾消毒剂进行消毒；医用垃圾双重包装，密闭装运，患者出院后进行严格的终末消毒；放射科 CT、DR 检查前关闭放射科的中央空调系统，检查结束后进行通风，并用紫外线灯管进行消毒，物体表面使用含氯消毒剂擦拭，并清洗空调过滤网。

Tips

隔离病区内疑似患者及确诊患者分室收治，严禁相互串病房，病情允许尽量佩戴外科口罩，如需放射检查，佩戴外科口罩后，专人引导，从指定路线到放射科。此外，有条件时，对隔离患者进行全员 DR 筛查，以尽早发现肺炎病例。

（三）保障人员自身防护

隔离区后勤保障人员包括转运救护车司机、送餐人员、疫区管理人员、垃圾污染物回收人员及相关设施维修人员。此类人员频繁出入污染区，为高危人群，同时会与外界清洁区人员接触，若控制不当，将导致病区内隔离人群与正常人群的交叉感染。因此后勤保障人员做好自身防护尤为重要。

疫情控制期间，后勤保障人员该如何防护呢？

一般来说，此类人员应指定固定专人负责，并与营区其他人隔离起居。具体而言，参与转运工作人员必须做好穿防护服等医学防护，车内配备防护用品、消毒液、免洗手消毒剂、医用黄色垃圾袋等；应固定专门送餐人员负责各指定区域送餐，在缓冲区设立中转站，送餐人员将饭盒送至中转站，各区域安排指定隔离人员分批取餐，每次送餐取餐前后均应严格消毒洗手；疫区管理人员、门岗或哨兵、回收垃圾工作人员及维修人员等，建议定人定点，并与正常人群及疫区人员分隔起居，进入疫区应进行必要的医学防护，如穿防护服、戴手套和口罩等。

五、流行病学调查要点

（一）个案调查

1. 个案调查表

根据需要，设计完整、简洁、要素齐全的个案调查表。个案调查表包括以下几个方面的内容：

（1）基本情况：姓名、性别、年龄、职业、单位、联系方式、生活习惯等；

（2）临床情况：发病日期、就诊日期、主要症状、体征、诊疗情况、实验室检测结果等；

（3）流行病学信息：接触史、外出史、发病前后活动范围、免疫史等；

（4）预防控制措施：是否采取防控措施、采取措施的时间等。

根据调查结果进行评估，初步判断可能的传染源和传播途径（见图3-11），绘制疫情流行图（见图3-12）。

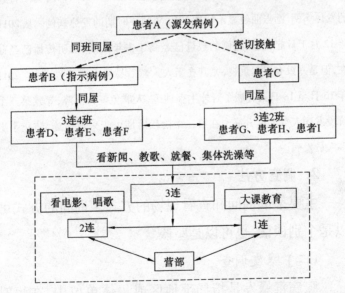

图3-11　某次腺病毒感染疫情的传播关系分析（字母为患者代号）

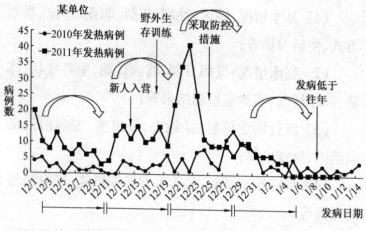

图 3-12　某单位腺病毒感染疫情流行图

注：在上述疫情流行图中，方块曲线显示的是 2011 年 12 月 1 日起的发热病例，圆点曲线显示的是 2010 年同一时期的发热病例。从 2011 年 12 月 1 日起，发热病例的数量已经高于去年同期，说明传播已经存在，但是并没有引起重视，尤其在新人入营后易感人群基数增大。2011 年 16 日至 18 日又开展了野外生存训练，人群免疫力下降，导致第三个阶段发病人数迅速升高。在第三个阶段后期由于采取措施，防止了更多人员发病。

2. 调查方法

主要采取询问和查看现场的方式。询问的方式可以是个别谈话，也可以是座谈。

（二）暴发调查

腺病毒暴发是指局部地区或集体单位中，在短时间内突然出现大量腺病毒感染病例。暴发调查的目的就是及时查明暴发的原因,采取针对性防控措施,有效控制疫情蔓延,防止将来发生类似疫情,并对监测和控制措施的效果进行评价。

暴发调查基本可分为以下十个步骤:调查前准备→证实暴发存在→核实诊断→病例定义→病例搜索→描述三间分布→建立并验证假设→采取防控措施→完善现场调查→编写调查报告。

六、开展心理疏导和健康教育

因传染病具有较强的传染性和高致病性,群居人群在听到或看到疫情信息后会产生一些心理波动,这种波动医学上称为应激障碍。此外,病人因患腺病毒感染或疑似感染被隔离,在等待结果的过程中产生对住院环境甚至是死亡的恐惧,尤其是确诊为腺病毒肺炎的患者。部分患者初期可能会震惊、否认,进而产生焦虑、烦躁情绪,自我控制能力下降,对医护人员采取敌对态度,甚至发展为对抗隔离、检查和治疗。部分患者有后顾之忧,因忧虑自己是否能治愈、是否会留下后遗症等而寝食难安,反而加重病情。患重症腺病毒肺炎的患者由于被疾病折磨、病房隔离的环境,可能产生强烈的孤独感,沉闷、压抑,不排除出现消极心理甚至自杀行为的可能。

因此，除了前述的防控措施外，在疫情出现后，进行腺病毒防控健康教育，对隔离患者进行心理疏导和心理干预是非常必要的。

可以通过广播、黑板报、多媒体、健康手册等多种形式，向广大群众普及卫生常识，增强个人防病意识，培养个人卫生习惯，舒缓由于防控措施对相关人群造成的各种压力。开展针对腺病毒感染防控的健康教育，使广大群众正确认识到腺病毒感染可防、可控、可治，消除恐慌心理，积极配合专业人员做好防控工作。

针对情绪紧张、心理压力明显的人员尤其是隔离患者、重症肺炎患者，应及时安排心理医师开展心理疏导，防止个别人员出现过激行为。

第三节　消毒、手卫生及送医转运流程

一、消毒

腺病毒传染性高，在腺病毒感染流行季节，特别是发生腺病毒感染疫情的学校、社区或部队，应及时开展空气消毒、环境消毒和物品清洁消毒等，以切断传播途径，避免疫情蔓延。对发热病区进行消毒时要做到全

面无遗漏,对疑似病患活动过的办公楼、浴室等公共场所也要进行全面消毒。

（一）空气消毒

1. 自然通风

宿舍、教室、会议室、食堂等场所要经常保持良好通风。每天开窗通风 3 ~ 4 次,每次 20 ~ 40 分钟。浴室每批次使用后应进行通风或喷洒消毒剂。无法进行有效通风的,可以通过安装换气扇或电风扇等进行强制通风。

2. 疫区空气消毒

除开窗通风外,腺病毒疫区应当每日对空气进行消毒,每天 3 ~ 5 次。空气消毒方法包括:

（1）二氧化氯超低容量喷雾:用浓度 600 mg/L 的二氧化氯对发热病区等疫区空气进行消毒,用量为 10 mL/m^3 ~ 15 mL/m^3,喷完后关闭门窗 1 小时。

（2）紫外线照射:在无人情况下,用紫外灯对发热病区等疫区照射 1 小时。

（二）环境和物品消毒

（1）经常开展环境卫生大扫除,清除积水、杂草、垃圾和蚊、蝇、蟑螂等有害昆虫的孳生地,保持环境清洁卫生。

（2）对于公共场所,室内每天用干净的湿抹布擦拭,用干净的湿拖把拖地 1 次以上。每周用 600 mg/L 的含氯消毒液擦拭物体表面、拖地 1 次以上。对金属类物品,应选择对金属无腐蚀的表面消毒液擦拭消毒,然后用清水擦拭干净。

（3）个人生活用品如水杯、牙刷、牙杯、毛巾等应个人专用并保持清洁;个人衣物应常换洗,被褥应常晾晒,餐具每餐后进行烘干消毒。

（4）生活垃圾应消毒后再统一处理,不随地吐痰。

（三）疫点消毒

疫点是指传染源可能向周围播散病原体的范围,也是易感人群可能受到感染的范围。对疫点采取及时有效的消毒措施,是控制传染病扩散的重要环节。

（1）体积较小的房间可用 15% 过氧乙酸 7 mL/m³ 密闭熏蒸 2 小时,再开窗通风。体积较大的房间可用 2% 过氧乙酸 8 mL/m³ 密闭熏蒸 1 小时,再开窗通风。

（2）地面、墙面、电梯表面可用 0.8% 过氧乙酸溶液,或者有效氯 600 mg/L 的含氯消毒液喷雾消毒。

（3）发热病区的门把手、楼梯扶手、柜台面、桌椅、水龙头等物品表面可用有效氯 1 000 mg/L 的消毒液擦拭,作用 20 分钟后用清水擦拭干净,每日 3～5 次;餐具、饮具和盛放直接入口食物的容器,可用煮沸、蒸汽消毒,也可采用远红外食具消毒柜或化学消毒剂浸泡。煮沸消毒餐具要完全浸没入水,煮沸 15 分钟;100 ℃流通蒸汽消毒需要 20 分钟;化学消毒采用含有效氯600 mg/L的消毒液浸泡 30 分钟后用清水冲净。

(4)患者使用过的器具可用0.8%的过氧乙酸溶液,或者含有效氯 600 mg/L 的消毒液浸泡 30 分钟后,再用清水洗净。

(5)由患者产生的垃圾,必须经过消毒后统一回收,由专人专场进行无害化处理。

(四)终末消毒

终末消毒是指在腺病毒感染患者出院、转运、转院后,对其住过的房间、使用过的物品及产生的垃圾等进行彻底消毒。

1. 地面、墙壁、门窗消毒

按照先上后下、先左后右的原则,依次进行喷雾消毒。喷雾消毒可用有效氯为 1 000 mg/L ~ 2 000 mg/L 的含氯消毒剂溶液。泥土墙吸液量为 150 mL/m² ~ 300 mL/m²,水泥墙、木板墙、石灰墙为 100 mL/m²。地面消毒先由外向内喷雾 1 次,喷药量为 200 mL/m² ~ 300 mL/m²,待室内消毒完毕后,再由内向外重复喷雾 1 次。

2. 空气消毒

人员撤离,门窗密闭后,用浓度 600 mg/L 的二氧化氯溶液,以 20 mL/m^3 的量进行超低容量喷雾消毒,作用 1 小时后开窗通风。

3. 衣服、被褥、书报、纸张消毒

耐热、耐湿物品可煮沸消毒 30 分钟,或用蒸汽消毒 30 分钟,或用有效氯为 600 mg/L 的含氯消毒剂浸泡 30 分钟;书报、纸张可采用过氧乙酸或环氧乙烷气体熏蒸;对经济价值不大的物品或废弃物,在征得患者本人同意后进行焚烧处理。

4. 患者排泄物、呕吐物和分泌物消毒

每张病床都须设置加盖容器,装入 1 500 mg/L ~ 2 500 mg/L 有效氯溶液,用作排泄物、呕吐物和分泌物的随时消毒,作用时间为 30 ~ 60 分钟,消毒后可直接倒入病房卫生间冲走。

5. 餐饮具消毒

煮沸消毒 15 ~ 30 分钟,或蒸汽消毒 30 分钟。也可用有效氯为 600 mg/L 的含氯消毒剂浸泡 30 分钟后,再用清水洗净。

6. 剩余食物消毒

剩余的食物不可再食用,煮沸 30 分钟或用 20% 漂白粉乳剂、有效氯为 5 000 mg/L 的含氯消毒剂溶液浸泡消毒 2 小时后处理。也可焚烧处理。

7. 家用物品、家具消毒

用有效氯为 1 000 mg/L ~ 2 000 mg/L 的含氯消毒剂进行浸泡、喷洒或擦拭消毒。

8. 垃圾消毒

首选焚烧处理,无法焚烧的垃圾,也可喷洒有效氯为 10 000 mg/L 的含氯消毒剂,作用 60 分钟以上。消毒后的垃圾最好进行深埋处理。

9. 生活污水消毒

尽量将污水集中在缸、大桶内进行消毒。每 10 L 污水加入有效氯为 10 000 mg/L 的含氯消毒溶液 10 mL,或加漂白粉 4 g。充分混匀作用 1.5 ~ 2 小时,余氯为 4 mg/L ~ 6 mg/L 时即可排放。

Tips

消毒工作应由专业人员执行,但在疫情暴发时,可以考虑现场培训部分人员配合进行,在人员的选择上,优先考虑已获得免疫且身体素质较好的人员。开展消毒工作时,应按要求进行防护。居室内的日常消毒,可以通过培训由该居室成员自行实施,并做好消毒记录。

(五)办公区、校区或营区消毒要点

办公区、校区或营区是大家日常工作、生活的重要场所,相对封闭,加上人群较密集,暴发传染病的概率较大,因此平时应该安排相关人员对这些区域进行消毒。一般不需要大规模营区或室外喷洒消毒,但对重点部位如人员密集的生活工作场所,可定期使用含氯消毒剂进行消毒。一般来说,消毒包括以下两个方面。

1. 室内消毒

对人群密集场所室内消毒时,主要采用擦拭及喷洒相结合的方法,可以用 600 mg/L 的含氯消毒液,对人员经常接触的物体表面如桌椅等室内物体表面、地面、卫生间擦拭消毒。此外,对书籍等不能接触水的物品可使用环氧乙烷熏蒸消毒;尽量避免使用过氧乙酸等刺激性较大的消毒剂,以免损伤呼吸道黏膜,使人更易感染疾病,最好使用二氧化氯消毒液;日常生活物品可拿到户外暴晒,每次大约 6 小时,或使用紫外线照射杀灭病毒,每次 20~30 分钟。

2. 室外消毒

室外消毒重点为隔离区与清洁区、半污染区之间通道的消毒,主要采用喷洒消毒、擦拭消毒。可以用含氯消毒液 1 000 mg/L 擦拭室外的地面、门把手、水龙头等公用物品,室外空气可以用含氯消毒液 1 000 mg/L 喷洒消毒。

（六）发热病区消毒

1. 空气消毒措施

在腺病毒发热病区应当每日对空气进行消毒，每天 3~5 次。空气消毒方法包括以下两种。

（1）二氧化氯超低容量喷雾：用浓度 600 mg/L 的二氧化氯对发热病区空气进行消毒，用量为 10 mL/m^3 ~ 15 mL/m^3，喷完后关闭门窗 1 小时。

（2）紫外线照射

在无人情况下，用紫外灯对发热病区照射 1 小时。

2. 物体表面消毒措施

发热病区的桌面、台面、窗台及其他物体表面、门把手等，应该用 1 000 mg/L 的含氯消毒剂进行擦拭，每日 3~5 次。

二、手卫生

手卫生是洗手、卫生手消毒和外科手消毒的总称。

其中洗手是指医务人员用肥皂或者皂液和流动水洗手，去除手部皮肤污垢、碎屑和部分致病菌的过程。为达到普通洗手的清洁度，洗手时间最好不要少于 20 秒。

卫生手消毒是指医务人员使用速干手消毒剂揉搓双手，以减少手部暂居菌的过程。

外科手消毒是指医务人员在外科手术前用肥皂

（液）或抗菌皂（液）和流动水洗手,再用手消毒剂清除或杀灭手部暂居菌、常居菌的过程。

大量资料显示,保持手卫生是有效预防控制病原体传播,从而降低传染病感染发生率的最基本、最简单且行之有效的手段,也是控制医院感染的关键。医务人员在以下几种情况下应当进行手消毒:检查、治疗、护理免疫功能低下的病人之前;出入隔离病房、重症监护病房、烧伤病房、新生儿重症病房和传染病病房等医院感染重点部门前后;接触具有传染性的血液、体液和分泌物以及被传染性致病微生物污染的物品后;双手直接为传染病病人进行检查、治疗、护理或处理传染病病人污物之后;需双手保持较长时间抗菌活性时。

医务人员在接触患者的过程中,手部是接触患者最多的地方,所以在污染区一定要勤洗手。预防疾病,从正确洗手开始! 推荐洗手的步骤为七步法(见图3-13):

第一步(内):洗手掌。流水湿润双手,涂抹洗手液(或肥皂),掌心相对,手指并拢相互揉搓。

第二步(外):洗背侧指缝。手心对手背沿指缝相互揉搓,双手交换进行。

第三步(夹):洗掌侧指缝。掌心相对,双手交叉沿指缝相互揉搓。

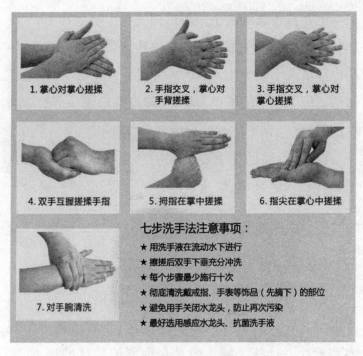

1.掌心对掌心搓揉

2.手指交叉，掌心对手背搓揉

3.手指交叉，掌心对掌心搓揉

4.双手互握搓揉手指

5.拇指在掌中搓揉

6.指尖在掌心中搓揉

七步洗手法注意事项：
★ 用洗手液在流动水下进行
★ 擦搓后双手下垂充分冲洗
★ 每个步骤最少施行十次
★ 彻底清洗戴戒指、手表等饰品（先摘下）的部位
★ 避免用手关闭水龙头，防止再次污染
★ 最好选用感应水龙头、抗菌洗手液

7.对手腕清洗

图 3-13 洗手七步法

第四步（弓）：洗指背。弯曲各手指关节，半握拳把指背放在另一手掌心旋转揉搓，双手交换进行。

第五步（大）：洗拇指。一手握另一手大拇指旋转揉搓，双手交换进行。

第六步（立）：洗指尖。弯曲各手指关节，把指尖合拢在另一手掌心旋转揉搓，双手交换进行。

第七步（腕）：洗手腕、手臂。揉搓手腕、手臂，双手交换进行。

七步洗手法的洗手范围从指尖到手腕上 10 cm。特别要注意彻底清洗戴手表和其他装饰品的部位，有条件的也应清洗手表等饰品，应先摘下手上的饰物，再彻底清洁。因为手上戴了手表等，会使局部形成一个藏污纳垢的"特区"，稍不注意就会使细菌"漏网"。

此外，合格的洗手设施和用品包括非手触式水龙头、皂液、干手纸巾、快速手消毒剂，以及必要的提示。

三、送医转运流程

（一）腺病毒感染患者或疑似感染患者转运

当出现腺病毒感染患者或疑似感染患者时，应当立即将之转移到治疗区或者隔离区，然后再进一步观察和治疗。这些区域一般是在远离清洁区的地方，需要对感染患者或疑似感染患者进行转运。在转运过程中，转运人员要特别注意以下事项：

1. **必须由专人司机运送感染患者或疑似感染患者**

在转运感染患者或疑似感染患者时，必须由专员专车转运。在此过程中，转运人员要穿隔离服，转运车应配备防护用品，包括防护服、防护口罩、一次性手套、帽子、鞋套、消毒剂、医用黄色垃圾袋、小喷壶。当转运人员接触感染患者或疑似感染患者后，要及时更换全套防护用品。

2. 救护车转运时应开窗通风,加强空气流通,并对救护车进行全面消毒

(1)空气消毒:用 250 mg/L 的二氧化氯气溶胶喷雾,密闭 1 小时。

(2)物体表面消毒:用 500 mg/L ~ 1 000 mg/L 的含氯消毒剂擦拭,作用时间 15 ~ 30 分钟。

(3)车内地面消毒:用 500 mg/L ~ 1 000 mg/L 的含氯消毒剂擦拭,作用时间 15 ~ 30 分钟。

3. 转运时必须对感染患者或疑似感染患者使用的医疗用品及设备消毒

各种医疗设备表面用 500 mg/L ~ 1 000 mg/L 的含氯消毒剂擦拭;氧化湿化瓶用 500 mg/L ~ 1 000 mg/L 的含氯消毒剂浸泡 30 分钟;听诊器、血压计用 75% 的乙醇擦拭。

4. 转运过程中要对感染患者或疑似感染患者的污染物品进行严格处理

感染患者或疑似感染患者用过的一次性物品均要放入医用黄色垃圾袋里,并进行双层封扎,送入污染垃圾集中暂存站,设专人回收。病患的排泄物、呕吐物、分泌物用消毒液进行彻底消毒,作用时间为 30 ~ 60 分钟。

（二）腺病毒感染患者或疑似感染患者转运后终末消毒流程

当腺病毒感染患者或疑似感染患者被转运后，隔离区必须进行终末消毒，这是彻底消灭腺病毒的一种有效措施。此时的终末消毒和发热病区的终末消毒步骤类似。

在进行终末消毒前，消毒人员要做好相关的个人防护，穿戴好防护服，戴医用防护口罩、防护眼镜和手套等。然后对感染患者或疑似感染患者住所和活动场所进行消毒。

第四节　督导措施

对集体单位的呼吸道传染病进行督察，可以掌握、了解传染病的具体情况，然后针对发现的问题提出针对性改进措施，最终达到消灭呼吸道传染病的目的。一般来说，呼吸道传染病重点督查项目包括：

一、医务人员督查

（一）健康状况

相关人员必须仔细检查医务人员有无发热状况。

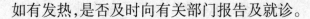

如有发热,是否及时向有关部门报告及就诊。

（二）医学防护

重点督查医务人员是否按照正确的佩戴方法使用口罩,口罩使用完后是否按照流程进行消毒;督查医务人员在诊疗前后是否洗手,是否使用肥皂洗手或用酒精消毒双手;医务人员接触患者时是否按要求穿、脱隔离服。

二、医生接诊情况

相关人员必须督查医生是否对发热患者进行流行病学史问诊、排查呼吸道传染病、科学隔离疑似患者、统计接诊病例等。

三、实验室工作人员防护

加强实验室人员管理,监督实验室工作人员按实验室生物安全防护要求进行操作,防止传染性疾病从实验室向外传播,造成更严重的后果。

四、督查发热病区、隔离病区

（一）发热病例督查

发现发热病例主动做排查,根据临床症状、流行病学初步调查、实验室检测结果,及时排查是否发生呼吸道传染病。如发现疑似病例,立即隔离并进行病例检测确诊,上报有关部门。

(二) 疑似和确诊患者隔离区督查

(1) 确诊患同种传染病的患者可同室隔离,要求为每位疑似患者、陪护发放口罩,病房贴"隔离病室"或"闲人免进"等标识。

(2) 督查隔离病房的门是否保持关闭,隔离病房门口是否放置消毒液、黄色垃圾袋(所有垃圾为污染垃圾)。

(3) 督查患者诊疗器具(听诊器、温度计、血压计等)、生活用品是否固定使用,非专人专用的医疗器具在用于其他患者前,是否进行了彻底消毒。

(4) 督查隔离区医生、护士查房时是否先查别的病房,最后查疑似或确诊患者病房。

(5) 督查病患是否随意调换房间,疑似患者病房不得收入新病人,同室患者不能转到其他病房。

(6) 督查人员应注意观察探视人员及病患出入情况,防止患者随意外出。患者外出做检查时必须正确佩戴口罩。

(7) 督查探视人员是否按照相关规定进行消毒。

除上述重点督查项目外,督查人员还应该督查病区是否按要求开窗通风,进行空气消毒。病区物体表面消毒是否按照要求对桌面、窗台、床头、台灯、电话、门把手等消毒擦拭。传染病病人使用的餐具、卫生间及便池、地面等是否用含氯消毒液擦拭消毒。病区废弃物品是否装入黄色塑料袋，严密封扎，无害化处理。

第四章

实战指南——技术资料篇

在腺病毒感染疫情暴发期间,迫切需要既简明扼要、操作性强,又囊括了疫情期间从采样、防疫措施及重点注意事项、隔离及解除标准、宣传手册等全程一系列防治技术指南的资料。

本章所述系列技术资料为腺病毒防疫工作成熟经验,如能严格对照落实,通过每个疫点或疫区的刚性落实、末端落实、可靠落实,就可实现疫情的严密防范、有效控制、最终解除。

第一节 腺病毒感染防治技术指南

腺病毒是一种双链 DNA 病毒,广泛分布于自然界。腺病毒具有细胞泛嗜性,能感染多种细胞,引起人类呼吸道、胃肠道、泌尿系统、心肌等多个系统感染,但以引起呼吸系统感染最为常见。腺病毒55型为近年新发现的一种由腺病毒11型与14型重组的新型病毒,人体缺乏免疫力,普遍易感。潜伏期3~8天。

腺病毒患者和隐性感染者为主要传染源,患者潜伏期末至发病初期感染性最强。主要经呼吸道飞沫传播,也可经过接触感染者的分泌物、排泄物或吸入含有病毒的气溶胶传播。

（一）临床特征

1. **一般症状**

患者主要以发热、干咳、咽痛等症状为主,伴有头痛、乏力、食欲减退等。少数患者出现恶心、腹泻等消化道症状,病程一般5~7天,呈自限性。查体可见患者咽部充血、扁桃体增大并可有白色分泌物、咽后壁淋巴泡增生、颈部淋巴结肿大。多数患者白细胞计数降低或正常,单核细胞比例升高至10%~12%,个别高达20%以上。有20%~40%的患者可发展为病毒性肺炎。

2. **肺部症状**

肺炎患者表现为持续高热,体温多在38.5℃以上,咳嗽加重,咽部症状也更加明显,同时可伴有呼吸急促、胸闷等。胸部 X 线或 CT 检查发现肺部有结节样、斑片样、小片样或大片样实变影,部分出现胸腔积液。肺部听诊基本无干、湿啰音,与影像学表现不一致。少数患者可发展为重症肺炎,出现明显呼吸困难、胸闷、心率快、血压下降等情况。重症患者可有肌酸磷酸激酶、肌红蛋白、乳酸脱氢酶等升高。

(二)诊断标准

(1)发病前 8 天内有腺病毒感染病例接触史,出现上述临床特征者判定为临床诊断病例。

(2)临床诊断病例,同时腺病毒特异性核酸或特异性 IgM 抗体检测阳性者判定为确诊病例。

(3)发生腺病毒感染疫情的营区,出现发热、干咳等临床症状者可判定为疑似病例。

(三)治疗原则

1. 一般治疗

目前尚无特效抗腺病毒治疗药物。临床主要是抗病毒和对症治疗。抗病毒治疗早期可应用利巴韦林静脉滴注,0.6 g/次,或每次 10 mg/kg,每日 2 次,以及用重组人干扰素喷雾剂喷鼻腔,每日 4 次,可能缩短病程。注意维持水电解质平衡,控制体温于 38.5 ℃以下。感染者要注意休息,平衡饮食,多饮水,注意保暖。

2. 重症治疗

重症患者可酌情使用胸腺肽、丙种球蛋白等免疫增强剂。合并细菌感染者使用阿奇霉素或第三代头孢菌素等抗菌药物。重点监测体温、脉搏、血压、呼吸频率、肺部影像、动脉血氧饱和度。

（四）个人防护

1. 个人卫生

养成良好生活习惯，勤洗手，勤晒被褥，保持室内卫生。

2. 防寒保暖

冬季外出训练或户外活动时着装须足够御寒。

3. 开窗通风

每日早、中、晚通风 3 次，每次至少 30 分钟。

4. 增强体质

加强营养、合理膳食，补充高蛋白、高维生素饮食。按时作息，保证足够休息时间，保持良好体力。补充营养，合理膳食。

5. 减少接触

避免到人群聚集性场所，避免接触可疑病例，室外活动时人员之间间隔 2 m 以上。

6. 预防服药

感染患者较多的单位，可组织集体预防服药。口服板蓝根冲剂、莲花清瘟胶囊或用重组人干扰素喷雾剂喷鼻腔 3～5 天进行预防。

（五）集体单位防控

集体单位发生腺病毒感染疫情后，可采取以下防护措施：

1. 日常管理

实施封闭式管理，控制人员流动，停止大型集会，减少室内集中活动和集体洗澡。实行食堂错时或分批就餐，就餐时采取同向就座方式。实行分时段错时洗漱、上卫生间。

2. 消毒通风

每天用含氯制剂擦拭桌面、门窗、地面等。宿舍、走廊等场所空气采用过氧化氢或含氯消毒剂喷洒，或用 0.2% 过氧乙酸气溶胶喷雾或 4% 过氧乙酸熏蒸消毒，每天 2 次，每次 0.5 小时，然后开启门、窗，彻底通风。

3. 营养保暖

加强人员营养、合理配餐，提供高蛋白、高维生素饮食；注意防寒保暖，被褥及外出着装足够御寒，运动出汗后及时更换衣服。

4. 监测报告

启动"日监测"和"日报告"制度，实行全员每日 3

次体温监测。

5. 预防服药

出现患者较多的单位,可组织集体预防服药。

6. 健康教育

加强宣传引导,教育大家认清疾病可防、可控、可治;适当增加娱乐活动,舒缓精神压力;开展心理疏导,消除恐慌情绪。

（六）隔离观察区域管理

校区或营区独立设立隔离治疗区和医学观察区,出现发热患者由医务人员专职接送。

隔离治疗区和医学观察区要设置明显标志,一般人员不得靠近或进入;进入隔离区和医学观察区的各类人员均应戴口罩;接受隔离治疗和医学观察人员严禁串门、四处走动。

集中医学观察场所应配备必要的消毒设施、消毒剂和个人防护用品,认真做好清洁与消毒工作。

密切接触者医学观察 8～10 天,每日早、中、晚 3 次巡视,详细记录密切接触者的健康状况、体温。医学观察区中如果有人发病,应立即报告并由专车专人转送至隔离治疗区,与发病者密切接触者自该患者发病之日起再观察 8～10 天。

第二节　防疫注意事项及标本采集

一、12 条防疫注意事项

疫情形势严峻,做好防疫工作非常关键、必要,必须落实积极防疫、从严防控。

(1)从严加强人员进出疫情发生区域的管控,所有人员在疫情解除前,原则上不能请假外出,家属区也要一并纳入管控,以防疫情向外扩散蔓延。

(2)加强全员体温监测。各单位于每天早晨6:30、下午16:30 组织全体人员统一测量体温,按照统一制式表格,区分发热人员、咳嗽不发热人员、其他正常人员,做好登记统计,统一报给各隔离区的防控组成员。体温计测量前、后要用酒精消毒,非接触式体温枪要与水银温度计进行校准,高热人员要双重测温。

(3)加强全员症状监测。对未患病人员的发病监测不能掉以轻心,有些初期患者或疑似感染者并不发热,但已出现打喷嚏、咽痛、头疼、头晕、全身发软、拉肚子、眼睛红肿涩疼、分泌物增多等典型症状,此类症状轻微的初期患者也具有传染性。各单位要逐级设立专人加强症状监测。

（4）关于出现新增发热病例的处置。发现发热病例，迅速组织病员及同房间所有人员佩戴口罩，同时由各基层单位专门的联络人向驻点的防控组成员报告，由防控小组研究决定处置方法，各基层单位不得擅自做主安排隔离或送诊。

（5）加强外出送医管控。疫情期间，人员外出到体系医院就医（包括夜间发病急诊），所在单位必须先报防控组核实病情，并与体系医院院方取得联系，妥善协调医生及传染病床位后，才能安排送诊，不得出现擅自主张、私自送诊、无序就诊等情况。家属、小孩发病就诊，也要报防控组备案。

（6）加强隔离期间的内部管控。疫情全面解除前，隔离区要做好严格隔离，安全区（未出现腺病毒临床诊断患者的单位等"健康人群"所在区域）也要做好相对隔离，各楼栋、各层楼、各房间人员不要交叉接触，不要串门，不要扎堆活动。各基层单位未经防控组同意，不得擅自调整各栋楼、楼层、房间及区域的隔离人员；人员可以稀释，但不允许聚集和掺杂。

（7）隔离期间减少公共场所人员交叉接触。停止一切10人以上的大型聚会活动，隔离区实行定点集中治疗,未经审批不得擅自离开隔离区或外出治疗;隔离区安排专人集中送饭、隔离就餐,安全区也要根据实际,多批次、小规模分批组织就餐,就餐时人员"背靠背"式就座,不得"面对面"就座,相邻的两个人要保持间隔 2 m 以上;同一房间就寝人员也要落实"脚对脚"睡觉,不能"头对头"呼吸,尽量减少交叉感染的概率。

(8)加强通风消毒制度落实。通风消毒由各单位已培训的专职人员负责实施,每天至少两次以上用消毒液拖地、擦窗,房间每隔 2～3 小时通风 15 分钟以上(熄灯就寝后除外)。严格落实饭前便后勤洗手制度。不随地吐痰、扔垃圾。

(9)适当安排隔离期间外出活动。各单位视情况给各个楼栋划分户外活动区域,以楼层、房间为单位,分批次到室外从事晒被子、晒太阳、散步等活动,活动强度不要太大,防止出汗着凉;区域不要太广,人员不要太密集,防止交叉感染。

(10)严格落实全员预防服药。各单位需加强教育引导,定时集中组织本单位人员服用 3～5 天剂量的利巴韦林片(每日 3 次,一次 1 片)、莲花清瘟胶囊(每日 3 次,一次 4 粒)和板蓝根冲剂(每日 3 次,一次 1 袋)。做好表格登记,特别是督促干部、骨干服药,确保全员覆盖、一人不漏(对鸡蛋、抗生素过敏者除外,不要强制)。

（11）关注隔离期间人员心理动态,加强卫生常识教育,强化正面思想引导和心理疏导,做好一人一事思想工作,加强对重病号及个别人的关注,及时有效消除恐慌、抵触情绪。有条件时可对隔离人员酌情采样进行病原学检测,对于隔离或出院观察人员中连续 3 天不发热的,可申请咽拭子采样,采样检测结果为阴性,显示不携带病毒的,观察 3~5 天后即可令其返回。正常房间连续 8 天无新发病患的,人员在室内活动时可以不用戴口罩。

（12）重视搞好隔离区人员管控。隔离区实行定人专管,可以安排多人驻点轮值,但不能随意往返于隔离区与安全区;从事管理、治疗、送饭、消毒、收垃圾以及运输病号的人员,不能在各个校区、营区间交叉安排及往返;加强工作人员自身防护,从严落实消毒、佩戴口罩、监测体温和症状以及预防服药等各项硬性规定,严格起表率带头作用,不能严人宽己。

二、基层干部必抓措施

疫情暴发期间,基层干部需要掌握的防控要点如下:

（1）疫情控制期间,停止较密闭空间或人员距离较近的集体活动,原则上只能以宿舍为单位进行小范围活动。各楼层和宿舍间不得串门,严防交叉感染。如需户外活动,建议各宿舍错开时间进行,或距离相对较远。

(2)室内室外均佩戴口罩,每4小时更换一次,晚上睡觉时取下。人员之间尽可能相隔2 m以上有效防护距离。

(3)就餐(餐厅内或宿舍就餐)。就餐时避免面对面,睡觉时避免头对头。人员上公共卫生间时必须佩戴口罩,卫生间加大消毒频次(每日3次)。

(4)早晚洗漱、洗澡等按各个宿舍错时进行,注意水龙头把手的清洁,防止交叉污染。毛巾、牙刷等带回各宿舍各自存放。严禁共用毛巾(如擦手等)或毛巾共放一个脸盆等。

(5)必须注意防寒保暖。尤其是夜晚岗哨,避免受凉及密闭室内的交叉传染。

(6)每日监测体温、症状,并进行登记统计。如有送出诊治人员,需另外登记造册,记录送出时间、症状或体温、宿舍居住人员情况。所在宿舍人数相对固定,以8天为一个观察期,如无新增发病患,即为安全。

① 所有人员每天定期监测体温3次并记录。如有发热者(体温大于37.5 ℃),立即嘱其戴上口罩并送至发热门诊。

② 各责任人每日密切监测所属人员是否有咳嗽、鼻塞、咽炎、寒战、头痛、表情淡漠、腹泻和患结膜炎人员,如有,立即嘱其戴上口罩送至发热门诊。

③ 上述送出诊治人员的洗漱用具等物品要严格与其他人员分开,不能混用,以避免交叉污染;病人接触过的物品应擦拭消毒或煮沸消毒后再使用。

(7) 勤洗手(至少每 2 小时洗一次手),避免脏手接触口、眼、鼻等造成感染。有水龙头的地方都需放置洗手液。注意水龙头把手和洗手液按压处的清洁(最后用水冲洗一下),防止交叉污染。

(8) 勤通风,保持室内空气流通。每天通风 3 ~ 4次,每次 20 分钟以上。开窗通风期间注意采取保暖措施。

(9) 晾晒被褥:以宿舍为单位,在户外太阳下晾晒被褥床单、衣物等。疫情防控期间,对叠被子等内务不做要求,以有利于通风消毒为准。

(10) 消毒:不需要大规模喷洒消毒,但对重点部位如人员密集的生活、工作场所、宿舍室内,每天 3 次使用含氯消毒剂进行消毒。对人员经常接触的物体表面(如桌椅、门把手、楼梯把手、寝具等),可用 500 mg/L 含氯消毒剂溶液擦拭消毒;对书籍等不能接触水的物品可使用环氧乙烷熏蒸消毒。尽量避免使用过氧乙酸等刺激性较大的消毒剂,以免损伤呼吸道黏膜,使其更易感染疾病。日常生活物品(如被褥等)可拿到户外暴晒,每次大约 6 小时,或通过紫外线照射杀灭病毒,每次大约 30 分钟。搞室内卫生时,尽可能避免扫帚扬灰,拖地时可用含氯消毒液湿拖。

(11)预防服药:全员预防服药(莲花清瘟胶囊、利巴韦林),每个宿舍指定责任人,切实执行"发药到手、见药入口、不咽不走"的措施。同时密切监测利巴韦林可能导致的恶心、呕吐等消化道症状或轻度溶血性贫血等不良反应。

(12)保持良好的呼吸道卫生习惯:平常多饮水,多吃蔬菜和水果,每人餐前可吃几个泡醋生大蒜头。注意锻炼身体,劳逸结合,坚持体育锻炼,保证睡眠,生活规律。咳嗽或打喷嚏时,用纸巾、毛巾等遮住口鼻,之后必须洗手,尽量避免触摸眼睛、鼻或口。每个宿舍添置抽取式面巾纸。建议熬制热姜汤供随时饮用。

(13)固定专人进行垃圾处理或消毒等,戴口罩和一次性乳胶手套,清理完毕及时洗手或使用免洗手消毒液。

(14)心理防护:腺病毒的传播途径主要为呼吸道飞沫、直接接触(手-鼻或眼),也可通过粪口传播(手-口)。除阐明腺病毒的相应预防措施外,还要强调可防可控,开展心理疏导,避免恐慌和群体性癔病的发生,消除人员紧张、恐惧心理,保持单位的稳定。

（15）基层干部应主动戴口罩,并且不定期督查各个部门的末端落实执行情况。

三、标本采集和运送

（一）标本采集

怀疑腺病毒感染引起的急性呼吸道传染病样本优选咽拭子和鼻拭子。这两类样本的采集易于实施,不需要仪器设备辅助,并且对患者刺激性小,易被接受。

1. 咽拭子的采集方法

嘱患者坐下,头后倾,嘴张开,呈发"啊"声姿态。若患者舌挡住咽喉部位,可用压舌板下压舌体。从无菌包装中取出拭子,用带有聚丙烯纤维头的拭子越过舌根到咽后壁及扁桃体隐窝、侧壁等处,适度用力擦拭双侧扁桃体及咽后壁,反复擦拭 2～3 次,收集黏膜和上皮细胞,应避免触及舌部、口腔黏膜和唾液（见图 4-1）。将拭子尾部折断,浸入病毒采样管的采样液中。

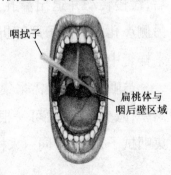

图 4-1　咽拭子采集示意图

Tips

病原检测用的采样拭子必须用尼龙植绒拭子（聚丙烯纤维头），不能用普通棉拭子。原因是前者对微生物无毒害作用，能最大限度地增加标本的采集及释放量（90%以上），与普通无菌棉拭子相比，有更好的采集与运送效果。尤其是对于那些不能及时送检、放置时间过长的临床标本。因此，推荐商品化的病毒采样管套装（含病毒采样拭子、病毒采样管、病毒运送液）。

2. 鼻拭子的采集方法

嘱患者坐下，头后倾。从病毒采样管（内含病毒运送液）的无菌包装中取出拭子，将带有聚丙烯纤维头的拭子轻柔地平行于上颚插入鼻孔，在鼻腔内侧黏膜上转动3~5次，保持数秒，待拭子头吸收分泌物以后，缓慢转动并退出鼻孔（见图4-2）。以另一拭子拭另侧鼻孔。将拭子尾部折断，浸入含有采样液的病毒采样管中。

鼻咽拭子一般需采集双侧鼻孔分泌液。为提高分离率，减少工作量，可一根拭子采集鼻拭子，另一根采集咽拭子，收集于同一采样管中。

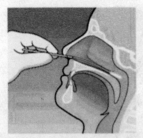
1. 将拭子深入鼻腔底部

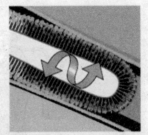
2. 轻轻转动拭子10 s,然后取出

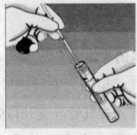
3. 将拭子插入样本收集管

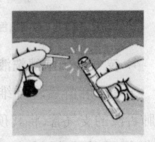
4. 折断拭子尾部并弃掉

图 4-2　鼻拭子采集示意图

3. 鼻咽抽取物的采集

有条件的单位可采集鼻咽抽取物。

鼻咽抽吸物通过商品化的黏液抽吸器从双侧鼻孔中抽吸获得。用与负压泵相连的抽吸器从鼻咽部抽取黏液。先将抽吸器头部导管插入鼻腔,接通负压,旋转收集器头部,采用负压 100mmHg 持续 15 秒的间歇性抽吸后慢慢退出(见图 4-3)。收集抽取的黏液,并用 2 mL~3 mL 采样液涮洗抽吸器 3 次。

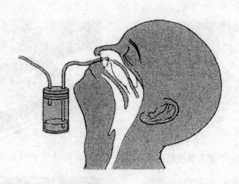

图4-3　鼻咽抽提物样本采集示意图

4. 支气管肺泡灌洗液样本的采集

于局部麻醉后将纤维支气管镜插入右肺中叶或左肺舌段的支气管,将其顶端伸入支气管分支开口处,经气管活检孔缓缓注入 37 ℃灭菌生理盐水,每次 30 mL ~ 50 mL,总量 100 mL ~ 250 mL,不应超过 300 mL。每次注液后以 – 13.3 kPa ~ – 19.95 kPa 负压吸出,要防止负压过大、过猛。分别收集于用硅油处理过的容器中,容器周围宜用冰块包围,并及时送检。记录回收液量,至少应回收 30% ~ 40%。分别注入的液体每次回收后混合在一起进行试验。第一份回收的标本往往混有支气管内的成分,为防止其干扰,也可将第一份标本与其他标本分开检查。首先用单层纱布过滤,以除去黏液,将滤液离心后分离,上清液供生化检查和免疫学测定,沉淀物供细胞学检查。符合采集要求的样本不应混有血液,红细胞数<10%,同时上皮细胞一般应<3%。

由临床医生按相应操作规程,无菌操作采集标本,置入无菌采集容器中,标本量应≥5mL,立即送检。注意采集标本时避免咽喉部正常菌群的污染。

5. 痰液样本的采集

痰液样本可视患者实际情况,采用自然咳痰法、诱导咳痰法或者支气管镜采集法实施采集。

自然咳痰法以晨痰最佳,患者清晨起床后,用清水或冷开水反复漱口,用力深咳,直接吐入无菌采集容器中,标本量应≥1 mL。

对于痰量少、无痰或咳痰困难者,可采用雾化吸入诱导咳痰法,使痰液易于排出。于超声雾化器雾化杯中加入4%的氯化钠(NaCl)溶液40 mL,吸入高渗盐溶液15~25分钟,嘱病人漱口,用力咳出深部痰,收集入无菌采集容器中。

支气管镜采集法按常规支气管镜检方法进行,在有痰和病变部位用导管吸引直接取得标本,置于无菌采集容器中。

对于儿童,可用弯压舌板向后压舌,将拭子伸入咽部,儿童经压舌刺激咳嗽时,可喷出肺部或气管分泌物。还可用手指轻叩胸骨柄上方,以诱发咳痰。

如有条件,对痰液样本应采用痰涂片观察法进行采样是否合格的判定:随机选取 1 个低倍镜视野,计白细胞数和鳞状上皮细胞数,鳞状上皮细胞 <10 个/低倍视野、白细胞 >25 个/低倍视野,或二者比例 <12.5 的痰标本为合格标本。如果痰标本不符合上述标准,应重新采集。

6. 胸腔穿刺液样本的采集

由临床医师进行常规穿刺术抽取。抽取 5 mL ~ 10 mL 穿刺液,置于无菌采集容器中,立即送检或置于 4 ℃冰箱中保存。

7. 血液样本的采集

呼吸道病毒基本不产生病毒血症或病毒血症时间很短,因此一般不作为临床诊断检测样本,而多用于急性呼吸道疫情暴发时的血清学核实诊断。血清样本采集应该包括急性期和恢复期双份血清,单份血清不能用于诊断。急性期血样应尽早采集,不能晚于发病后 7 天。恢复期血样则在发病后 2 ~ 4 周采集。

按常规方法实施皮肤消毒程序,并按临床常规方法进行采血,步骤如下:通常采血部位取肘静脉,将止血带扎在静脉取血部位的上方,对采血部位的局部皮肤用消毒液由采血部位向外周严格消毒,消毒后不可接触采血部位,待消毒液挥发后,进行取血操作。采用商品化的一次性注射器或真空采血管采血。取下止血带，用无菌棉压迫止血。使用后的采血针不要回盖针帽，直接将其放在锐器垃圾桶内。将采集的全血注入真空采血管中，不加抗凝剂。待血液凝固后，离心后吸取血清，放置于－20 ℃冰箱中冷冻保存备用。

（二）样本的保存

新鲜采集的临床样本如能在48小时内运送至实验室，可暂时保存在4 ℃条件下。无法48小时内送至实验室开展检测的，应置于－80 ℃或以下条件下保存。如无－80 ℃保存条件时，可于－20 ℃冰箱暂存。样本应避免反复冻融。样本送至实验室后，应尽快开展核酸检测，24小时内进行检测的可置于4 ℃下暂存，否则应置于－80 ℃或以下条件下保存。

（三）样本的运输

报送的样本（或病毒分离株），需填写样本送检单，包括样本的采集单位、采集时间、样本类型及样本编号，并附流行病学调查表，随同样本和毒株报送。

4 ℃下保存的样本，可置于0 ℃~8 ℃低温下运输。冻存的临床样本应在冻存的条件下，低温冷链运输。冻存的样本送到实验室后，应尽快进行相应的核酸检测，24小时内能进行检测的可置于4 ℃下暂存，否则应置于－80 ℃或以下条件下保存。样本应避免反复冻融。毒株在运输时应采用干冰冻存,避免运输过程中反复冻融。

样本与病毒株必须放在大小适合的带螺旋口和密封胶圈的塑料管里,不可有泄漏。必须在塑料管上标明样本与病毒的编号。装有样本与毒株的塑料管应放入大小适合的自封袋或样本盒内运输。运输时在包装箱内填充缓冲和吸水材料。可联系有资质的快递公司按照普通临床样本或病原体运输。

送检的样本或毒株被送到实验室后,由专人在生物安全柜内打开样本的包装,记录收检日期、送检实验室名称、核对并记录送检样本(毒株)编号与数量是否与送检单相同。核对后,将送检单反馈上报单位。经核对无误的样本或毒株可进行进一步分装保存,存在问题的样本暂存等待销毁。

第三节 隔离医学观察及健康教育

一、医学观察和隔离解除标准及措施

建议设立"8面小红旗"制度:对无新增发热患者、感冒症状患者的宿舍,每天在门口贴一面小红旗,当连续无间断达到8面小红旗时,可解除医学观察。如有

新增患者,送医院发热门诊诊治隔离,所在宿舍以 8 天为一个周期继续医学观察或原地隔离。

（一）解除标准

（1）未发病医学观察人员:以宿舍为单位,连续 8 天无人发病（出现发热或上感症状）的宿舍解除观察。

（2）隐性感染（无症状,但病原学筛查阳性）隔离人员:连续抗病毒治疗 5 天,连续 8 天（根据病程 14 天计算）仍未出现临床症状且病原学检测结果为阴性的人员可解除隔离,病原学检测结果为阳性的人员继续抗病毒治疗和医学观察。

（3）确诊病例和疑似病例:临床症状消失后,经 2 次~3 次病原学检测,每次间隔 3 天,结果为阴性的人员可解除隔离或根据常规办理。结果为阳性的人员继续进行隔离治疗。

（二）解除措施

（1）解除医学观察和隔离治疗的人员（统称解除人员）恢复正常工作、学习和生活秩序。

（2）进行就餐、洗澡等集体活动时,要安排解除人员与未解除人员错时进行,解除人员优先。

（3）解除人员回归清洁的宿舍前,要洗一次澡,将携带的衣物用消毒剂浸泡消毒后清洗干净,无法用消毒剂消毒的个人物品应置于阳光下暴晒不少于30分钟。如无阳光,可置于紫外线灯下照射不少于30分钟,紫外线灯距离物品表面不超过1 m。或增多洗衣粉、洗衣液用量(不宜和消毒剂合用),彻底浸泡1小时以上再正常洗涤。

(4)专业人员用含氯消毒剂对解除医学观察和隔离治疗的宿舍及公共区域进行超低容量喷雾消毒,让气雾悬浮30分钟以上,然后打开门窗通风。

二、解除隔离后防病须知

(一)发热门诊

建议卫生队或医院建立发热门诊制度(至少是在冬春季节)。诊疗区、输液区和普通门诊病人分开。因高热及其他上感症状、支气管炎、肺部感染等住院的患者,建议每人单独一个病房(隔离应设置传染病病房),并限制活动。

(二)体温、症状监测

确定基层各个责任人,每日密切监测是否有发热及上呼吸道感染症状(咳嗽、鼻塞、咽炎、寒战、头痛、表情淡漠、腹泻和患结膜炎)人员。如有,立即嘱其戴上口罩并送至发热门诊。

（三）及时就诊，防止传染他人

人员如果有发热、咳嗽等症状，应主动戴上口罩，及时到医院发热门诊接受检查治疗。当发生传染病时，应主动与健康人隔离，不要去公共场所，禁止参加大型集会等集体活动（尤其是在大礼堂等密闭空间内），防止传染他人。

（四）勤通风

保持室内空气流通。每天通风 5 次以上，每次 20 分钟以上。开窗通风期间注意采取保暖措施（如披上大衣）。

（五）晾晒被褥、衣物

经常在户外太阳下晾晒被褥、床单、衣物等，晾晒期间，对叠被子等内务不应做过多要求，以有利于通风消毒为准。也应勤换洗衣服。

（六）勤洗手

呼吸道传染病患者的鼻涕、痰液、飞沫等呼吸道分泌物中含有大量的病原体，可以通过手接触分泌物传染给健康人。因此，饭前便后、外出（学习或训练）归来、打喷嚏、咳嗽、玩牌以及清洁鼻子后，要立即用流动水和肥皂洗手，避免脏手接触口、眼、鼻等造成感染，这是非常重要的措施。有水龙头的地方都需放置洗手液。注意水龙头把手和洗手液按压处的清洁（最后用水冲洗一下),防止交叉污染。

（七）良好的呼吸道卫生习惯

加强健康教育,建议大家平常多饮水,多吃蔬菜和水果,以保持呼吸道黏膜的湿润。每人餐前可吃几个醋泡生大蒜头。最好每天用清水洗眼、洗鼻腔两次以上,保持眼、鼻的卫生。打喷嚏或咳嗽时用纸巾、毛巾等遮住口鼻(防止污染空气),然后必须洗手,不要随地吐痰。不要共用毛巾和卫生间个人用品。

（八）注意防寒保暖

春天气候多变,一旦受到寒风刺激,上呼吸道黏膜下血管收缩,血流不畅,免疫力下降,易致病毒和细菌感染。要根据天气变化及时增添衣服,避免受凉感冒。每晚睡前不妨用40 ℃热水泡脚,这样对防范呼吸道感染很有好处。

（九）科学施训

解除隔离后,循序渐进,先进行恢复性训练。对前期阳性和肺部感染患者,更要做到运动适量。小雨、雾霾天气严重时,不建议户外训练。

（十）可考虑冷水洗鼻

早晨、入睡前、洗脸时以及每次大小便后洗手时,都要坚持用冷水冲洗鼻子(并擤去鼻涕),这样不但能增强鼻黏膜的耐寒与抗病能力,还能及时把鼻道内的细菌、病毒和尘螨等物清除,减少感冒和过敏性鼻炎的发病。

（十一）减少与有上感症状的人员接触

尽量减少和上呼吸道感染患者及其同宿舍人员接触也是预防的关键。在呼吸道疾病流行期间,尽量减少到人员拥挤的公共场所。不要去探视病人（不建议各部门自行送饭,应由卫生队负责送饭）,不要去疫区,更不要到传染病患者聚集的场所。

（十二）早发现、早报告、早隔离、早治疗

出现聚集性发病倾向时,在报告单位负责人并采取初步防控措施（隔离传染源、消毒、停止集体活动、开窗通风、手卫生等）的同时,立即报告疾控中心等单位,尽早采集咽拭子并送样检测,以排除易造成暴发感染的呼吸道病原体。

三、腺病毒防治知识宣传手册

（一）什么是腺病毒?

腺病毒是一种 DNA 病毒,在自然界中分布广泛。它易引起人体呼吸、消化和泌尿等多系统感染,以呼吸道感染较为常见。

目前已知的人腺病毒有 A ~ G 共 7 个组,57 个血清型。55 型腺病毒是由人 11 型和 14 型腺病毒重组产生的新型病毒,属于 B 组 B2 亚组,普通人群缺乏免疫力,所以普遍易感。

（二）腺病毒有什么危害？

腺病毒引起的急性呼吸道感染、急性角膜结膜炎等可导致人群暴发或流行。病人多以轻症为主,表现出发热、咳嗽、咽痛、头痛和全身不适等症状,少数有恶心、腹泻。大部分经过治疗后能够康复。

（三）什么季节易出现 55 型腺病毒感染暴发流行？

冬春季节气温较低,人群多在室内活动,环境相对密闭,通风不畅,易于病毒传播。因此,冬春季容易出现 55 型腺病毒感染暴发流行。

（四）腺病毒的传染源是什么？

腺病毒感染者和隐性感染者是主要传染源。潜伏期一般 3～8 d,潜伏期末至发病急性期传染性最强。

（五）人是如何感染腺病毒的？

主要通过空气飞沫传播,如病人打喷嚏或咳嗽传染给健康人。密切接触（手-鼻）传播也是重要传播途径,如用脏手揉眼睛、鼻子等也可感染。

（六）哪些人容易感染腺病毒？

各个年龄人群均可感染腺病毒,但婴幼儿、老年人以及免疫功能低下者较容易感染。集体生活的幼儿、学生或新兵由于生活环境封闭聚集也容易发生群体性感染。

（七）腺病毒有什么药物可以预防和治疗？

疫苗预防：4 型和 7 型腺病毒国外（美军）有口服疫苗，效果较好。但近年流行的 55 型腺病毒是一种新型重组病毒，目前尚无针对性疫苗。

药物治疗：目前无特效治疗腺病毒的药物，可口服抗病毒类药物进行预防。发病后主要采取对症治疗。

（八）55 型腺病毒感染与普通感冒、流行性感冒有什么不同？

55 型腺病毒感染多引起肺部改变，普通感冒多伴有明显的鼻塞、流涕、打喷嚏等上呼吸道症状，胸片无异常，可区别于 55 型腺病毒感染。流感多有发热、头痛、乏力，伴肌肉酸痛等全身症状，与 55 型腺病毒感染不易区分，需经实验室检测确诊。

（九）个人或周围人员出现发热、咳嗽症状该怎么办？

个人出现发热、咳嗽症状时，应及时报告，做适当防护（咳嗽时应用纸巾、手帕等遮住口鼻，必要时可戴口罩），并尽快就医。就医时，要主动详细地报告近期与其他发热病人接触情况和外出情况。

当周围同事、同学或战友出现发热、咳嗽等不适症状时，要及时做好个人防护，并给予帮助，协助就医。基层医生要详细了解情况，及时上报，采取初步的防疫措施，特别是对出现 3 例以上发热、咳嗽症状的情况，要给予重点关注。

（十）个人如何预防腺病毒感染？

（1）避免接触出现发热、咳嗽、流涕等症状的呼吸道疾病病人。

（2）避免前往人群拥挤的场所。

（3）注意个人卫生，经常使用肥皂和清水洗手，尤其在咳嗽或打喷嚏后；注意开窗通风，保持室内空气流通；每天要多饮水，劳逸结合，坚持体育锻炼，保证睡眠，生活规律，合理膳食，增强机体抵抗力。

（4）如出现发热、咳嗽、流涕等症状，应立即就医，并及时报告。

（十一）如何做好工作区、生活区消毒？

（1）目前不需要大规模喷洒消毒，但对重点部位（如人员密集的生活、工作场所）可定期使用含氯消毒剂进行消毒。

（2）对人员经常接触的物体表面（如桌椅、门把手、楼梯把手、寝具等），可用 500 mg/L 含氯消毒剂溶液擦拭消毒；对书籍等不能接触水的物品可使用环氧乙烷熏蒸消毒。尽量避免使用过氧乙酸等刺激性较大的消毒剂,以免损伤呼吸道黏膜,使其更易感染疾病。

（3）日常生活物品（如被褥等）可拿到户外暴晒,每次大约 6 小时,或通过紫外线照射杀灭病毒,每次20~30 分钟。

（十二）集体单位如何做好腺病毒防控工作?

（1）要完善防控预案,密切监测疫情,落实体温检测制度。

（2）实行日报告、零报告,做到早发现、早报告、早隔离、早治疗。

（3）广泛开展腺病毒防治知识宣传教育,提高个体自我防病意识和能力,引导大家养成良好卫生习惯。

（4）如发现疑似病例,应就地隔离（单间）,做好人员个体防护,并由医疗卫生人员尽早处置。

（十三）学校或部队如何做好疫情流行期间管理工作?

（1）校区/营区可实施封闭式管理,严格人员进出,减少校区/营区内人员流动。

（2）尽量避免大型集会,减少室内集中活动。

（3）可实施错时就餐、洗漱、洗澡等,就餐时可采用同向就座方式。

（4）科学设置训练科目,适当降低训练强度。

（5）注意防寒保暖，适当增加营养。

（十四）如何开展心理疏导和健康教育？

（1）通过板报、广播、多媒体等多种形式，普及卫生常识，增强个人防病意识，落实个人防护措施，舒缓大家心理压力。

（2）积极开展腺病毒感染防控知识宣传教育，使大家正确认识到腺病毒感染可防、可控、可治，消除恐慌心理，引导大家积极配合防控工作。

（3）针对情绪紧张、心理压力过大的人员，要及时安排心理医生开展心理疏导，防止个别人员出现过激行为。

（十五）医务人员如何做好腺病毒的防护工作？

（1）医务人员要认真学习腺病毒的防治知识，提高医疗救治和自我防护的意识和能力。

（2）对于类似流感、肺炎的病人，应严格按照传染病防治规定进行隔离治疗，对密切接触者进行隔离医学观察，以便早期确诊或排除腺病毒感染，防止疫情扩散。

（3）对于类似流感、不明原因肺炎的传染病人在就诊、留观、住院场所时，要做到随时消毒，以消除污染的可能。

（4）对于医疗垃圾，应使用含氯消毒剂进行喷洒消毒,而后集中焚烧处理。

（十六）医疗机构应如何应对疫情?

（1）各级医疗卫生机构要加强医务人员的培训,提高对腺病毒感染的识别、诊断、救治和自我防护能力。

（2）制定和完善腺病毒感染疫情防治预案和技术方案,从应急队伍、防护装备、药品器材等方面做好疫情处置准备。

（3）医院要严格落实预检、分诊制度,设立发热门诊,加强对不明原因肺炎、流感样病例的监测上报工作,严防院内交叉感染的发生。

（4）预留一定数量的隔离病房和床位,确保一旦发生疫情能够及时有效处置。

附录

附录1　常见传染病的消毒方法

消毒是指杀灭或消除各种传播媒介上的病原微生物,是切断传播途径的一项重要措施,是自然灾害时防控疾病和防治突发传染病的重要办法。

一、消毒的种类

1. 疫源地消毒　指在有传染源(患者或带菌者)的情况下所进行的消毒,传染病医院对患者分泌物、排泄物、污染物品和病室等进行的消毒都属于这一类消毒。

依实施消毒的时间不同,又可分为随时消毒和终末消毒。

2. 预防性消毒　是指未发现传染源的情况下,对有可能被病原微生物污染的物品、场所和人体等进行的消毒。如食具消毒、饮用水消毒、污水及垃圾的无害化处理以及饭前、便后洗手等。

二、常用消毒方法

（一）物理消毒法

用物理因素杀灭或消除病原微生物及其他有害微生物，常用的方法有热力消毒（包括煮沸、压力蒸汽和干热空气等）和辐射灭菌（紫外线和电离辐射）等。

1. 煮沸消毒　杀灭细菌繁殖体和病毒效果好，对芽孢作用较差。通常要求煮沸 15～30 分钟。适用于不易煮坏的物品，如布料衣服、床单、食具及玻璃制品等。

在煮沸消毒时应注意以下几点：

① 消毒时间应从水沸后算起；

② 保持连续煮沸；

③ 被消毒的物品应全部浸入水中；

④ 不透水的物品（如盘、碗等）应垂直放置，以利于水的对流；

⑤ 物品不应放置过多，一般不超过容量的 3/4；

⑥ 如有大量吸水物品，如棉织品，在煮沸时应略加搅拌；

⑦ 被消毒物品上如有排泄物和血液污染，应先行

冲洗,再行煮沸。

2. 高压蒸汽消毒　目前使用的高压蒸汽灭菌器分为下排气式和预真空式,是应用广泛而又效果可靠的消毒方法,对细菌繁殖体或芽孢、病毒和真菌均有灭活效果,穿透力极强,适用于各种棉织品或其他不被高压蒸汽损坏的物品。通常要求压力为 $1.0\ kg/cm^2$,温度为 121 ℃时,维持 20~30 分钟;压力为 $1.5\ kg/cm^2$,温度为 126 ℃时,维持 15~20 分钟。如果消毒物品过多,包装体积过大时,也可适当延长灭菌时间。

高压蒸汽消毒的影响因素较多,使用中应注意:

① 一定要把高压锅内的空气排除,否则达不到所需要的温度,影响消毒效果;要保证有充分的排气时间。

② 被消毒物品的体积或重量,一般不超过 30 cm × 30 cm 或 15 kg。

③ 消毒物品上有脓、血、粪便等污染时,应先洗净、擦掉,否则会留下痕迹。

3. 干热空气消毒(烘烤)　适用于在高温下不损坏、不变质、不蒸发的物品的灭菌,如玻璃、金属、陶瓷制品等的灭菌,要求温度与时间为 120 ℃、480 分钟;140 ℃、150 分钟;160 ℃、60 分钟;180 ℃、20 分钟。

4. 紫外线消毒　以 240 nm~280 nm 波长的紫外

线杀灭作用最强。紫外线对一般细菌、病毒都有杀灭作用,当照射强度大时也可杀灭芽孢,但结核杆菌对紫外线有很强的抵抗力。紫外线消毒具有在长时间内维持恒定的杀菌作用强度、不损坏被消毒物品等优点。但是,紫外线的穿透力很低,易被有机物和尘埃吸收。因此,紫外线消毒多用于空气和物体表面的消毒处理。

紫外线消毒的影响因素较多,在消毒时应注意:

① 用于消毒房间的空气,每 6 m³ ~ 15 m³ 空间可用一盏 15 W 的紫外线灯;直接照射时,每 9 m² 需一盏 30 W 的紫外线灯;在灭菌罩内,以底面积计算,强度不应低于 40 μW/cm²;有定向照射的灯管反射罩,被照射物体距灯管不宜超过 1 m,照射剂量不应低于 90 000 μW/cm²。

② 使用前应经常(一般每 2 周一次)用乙醇棉球擦拭,以防灯管表面上的尘埃阻挡紫外线的穿透,影响消毒效果。

③ 肉眼是看不见紫外线的。灯管放射出蓝紫色光线并不代表紫外线强度,应定期用紫外线照度计测定其输出强度。

④ 消毒时,房间应保持清洁、干燥,室温不低于 20 ℃,相对湿度一般不超过 50%。

⑤ 只有直接照射的物品表面能达到消毒目的,因

此要按时翻动,使物品各个表面都能照到一定剂量的紫外线。

（二）化学消毒法

即应用化学制剂进行消毒。除采取水溶液浸泡、喷洒和擦拭外,还可直接用粉剂喷洒或用气体熏蒸。

理想的化学消毒剂应具备:

① 杀菌谱广,有效浓度低,使用浓度对人体无害,无残留毒性。

② 作用速度快,性质稳定,易溶于水。可在低温下使用,不损坏被消毒物品。

③ 价廉,使用简便,便于运输,可大量供应。

但目前所用化学消毒剂均不能完全符合以上条件。

1. 含氯消毒剂　其作用主要是氯水解成为次氯酸（HClO）,以杀灭微生物,目前应用较为广泛。包括含氯石灰（漂白粉）、三合二（含三次氯酸钙和二氢氧化钙）、二氯异氰尿酸钠（优氯净）,还有次氯酸钠、二氯异氰尿酸钠、三氯异氰尿酸钠、氯化磷酸三钠等,都适用于餐（茶）具、环境、水、疫源地等消毒。

2. 醛类消毒剂　是高效消毒剂,其气体和液体均有杀灭微生物的作用。包括甲醛、戊二醛等。

3. 烷基化气体消毒剂　包括环氧乙烷、环氧丙烷、乙型丙内酯等。通过非特异性烷基化作用杀灭各种微生物,特别是芽孢。浓度和温度对其杀菌效果有影响,一般浓度增加 1 倍,杀菌时间可减半;温度每升高 10℃,杀菌活性增加 1 倍以上。

4. 含碘消毒剂 碘制剂的杀菌作用快速,性能稳定,毒性低,易于保存,是一种比较好的消毒剂。因其价格较贵,故目前一般多在医疗消毒中使用。常用的有碘酊或碘液、碘伏。

5. 过氧化物消毒剂 常用的有过氧乙酸、过氧化氢和臭氧,均为高效消毒剂。过氧乙酸对各种病原微生物都有杀灭作用。有强烈刺激醋酸味,对黏膜有刺激性,可引起流泪,对组织有一定的腐蚀性。不适于在室内有人时使用,消毒后应打开门窗通风。对金属和棉织品有一定的腐蚀性,穿透力差,主要用于表面和空气消毒。

6. 季胺盐类消毒剂 是阳离子表面活性剂,有苯扎溴铵、苯扎氯铵、百毒杀、新洁灵、消毒精等。对细菌繁殖体有广谱杀灭作用,且作用快而强,毒性小。但不能杀结核杆菌、细菌芽孢和亲脂性病毒。常用于皮肤黏膜和外环境表面的消毒。

7. 醇类消毒剂 用于消毒的醇类化合物有乙醇、异丙醇等。可杀灭繁殖体型微生物,但不能杀灭芽孢。其消毒作用比较快,常用于皮肤消毒和物品表面消毒。

8. 胍类消毒剂 常用的有氯己定(洗必泰)和聚

六亚甲基胍等,均属低效消毒剂,具有速效杀菌、对皮肤黏膜无刺激性、对金属和织物无腐蚀性、受有机物影响轻微、稳定性好等特点。常用于外科洗手消毒、手术部位皮肤消毒、黏膜消毒等。

9. 酸性氧化电位水　酸性氧化电位水对各种微生物都有较强的杀灭作用。其具有杀菌速度快、安全可靠、不留残毒、有利于环保等特点。常用于手、皮肤黏膜的消毒,也可用于餐(饮)具、瓜果蔬菜的消毒和物品表面的消毒以及内镜的冲洗消毒。

三、消毒方法的选择

在选择消毒方法时,应考虑到病原微生物的种类及其对消毒方法的耐受性、处理对象的性质、消毒现场的特点及环境条件和卫生防疫工作要求等。非芽胞污染场所、污染物品的消毒处理方法与剂量见附表1。

附表1　非芽胞污染场所、污染物品的消毒处理方法与剂量

消毒场所	消毒方法	用量	消毒时间
室外污染表面	500~1 000 mg/L 二溴海因喷洒	500 mL/m²	30 分钟
	1 000~2 000 mg/L 含氯消毒剂喷洒	500 mL/m²	60~120 分钟
	漂白粉喷洒	20~40 g/m²	2~4 小时

续表

消毒场所	消毒方法	用量	消毒时间
室内表面	250~500 mg/L 含氯消毒剂擦拭	适量	
	0.5% 苯扎溴铵(新洁尔灭)擦拭	适量	
	0.5% 过氧乙酸熏蒸	适量	60~90 分钟
	500~1 000 mg/L 二溴海因喷洒	100~500 mL/m²	30 分钟
	1 000~2 000 mg/L 含氯消毒剂喷洒	100~500 mL/m²	60~120 分钟
	2% 过氧乙酸气溶胶喷雾	8 mL/m³	60 分钟
	0.2%~0.5% 过氧乙酸喷洒	350 mL/m²	60 分钟
室内地面	0.1% 过氧乙酸拖地	适量	
	0.2%~0.5% 过氧乙酸喷洒	200~350 mL/m²	60 分钟
	1 000~2 000 mg/L 含氯消毒剂喷洒	100~500 mL/m²	60~120 分钟
室内空气	紫外线照射	1 W/m³	30~60 分钟
	臭氧消毒	30 mg/m³	30 分钟
	0.5% 过氧乙酸熏蒸	1 g/m³	120 分钟
餐、饮具	蒸煮	100 ℃	10~30 分钟
	臭氧水冲洗	≥12 mg/L	60~90 分钟
	含氯消毒剂浸泡	250~500 mg/L	15~30 分钟
	远红外线照射	120~150 ℃	15~20 分钟
被褥、书籍、电器、电话机	环氧乙烷简易熏蒸	1 500 mg/L	16 分钟~24 小时
	0.2%~0.5% 过氧乙酸擦拭	适量	
服装、被单	煮沸	100 ℃	30 分钟
	250~500 mg/L 含氯消毒剂浸泡	淹没被消毒物品	30 分钟
	0.04% 过氧乙酸浸泡	淹没被消毒物品	120 分钟
游泳池水	加入含氯消毒剂	余氯 0.5 mg/L	30 分钟
	加入二氧化氯	5 mg/L	5 分钟

续表

消毒场所	消毒方法	用量	消毒时间
污水	10%~20%漂白粉溶液搅匀	余氯4~6 mg/L	30~120分钟
	30 000~50 000 mg/L溶液搅匀		
粪便、分泌物	漂白粉干粉搅匀	1:5	2~6小时
	30 000~50 000 mg/L含氯消毒剂	2:1	2~6小时
	氯消毒剂		
尿	漂白粉干粉搅匀	3%	2~6小时
	10 000 mg/L含氯消毒剂搅匀	1:10	2~6小时
便器	0.5%过氧乙酸浸泡	浸没便器	30~60分钟
	5 000 mg/L含氯消毒剂溶液浸泡	浸没便器	30~60分钟
手	2%碘酒、0.5%聚维酮碘(碘伏)、0.5%氯己定醇液擦拭	适量	1~2分钟
	75%乙醇、0.1%苯扎溴铵(新洁尔灭)浸泡	适量	5分钟
运输工具	2%过氧乙酸气溶胶喷雾	8 mL/m³	60分钟

附录2 主要传染病的潜伏期、隔离期、检疫期

	潜伏期		隔离期	接触者检疫期
	常见	最短至最长		
病毒性疾病				
流行性感冒	1~2天	数小时至4天	症状消失或消退后2天	大流行时集体单位检疫4天
麻疹	10~12天	6~21天	发病日至出疹后5天,有并发症者应延长至疹后10天	医学观察3周,接受过被动免疫延长至28天
风疹	10~21天	5~25天	出疹后5天	不需检疫
水痘	14~21天	10~21天	疱疹全部脱痂或不少于病后14天	医学观察21天,免疫力低者可注射免疫(丙种)球蛋白
流行性腮腺炎	14~21天	8~30天	腮腺肿胀完全消退,约3周	成人一般不隔离,托幼机构或部队密切接触者医学观察30天
脊髓灰质炎	7~14天	3~35天	发病起隔离40天,第一周为呼吸道、消化道隔离,之后为消化道隔离	密切接触者医学观察20天,观察期可用减毒活疫苗进行快速免疫
急性出血性结膜炎	2~3天	14~6天	隔离至症状消失	不需检疫

续表

	潜伏期		隔离期	接触者检疫期
	常见	最短至最长		
病毒性肝炎				
甲型	30 天	15～45 天	发病之日起三周	检疫 45 天,每周查 ALT1 次,接触后 1 周内肌注丙种球蛋白预防有效
乙型	60～90 天	28～180 天	急性期最好隔离至 HBsAg 转阴,恢复期未转阴者按病毒携带者处理,HBV 复制标志阳性者不宜从事托幼、食品工作	密切接触急性肝炎者医学观察 45 天
丙型	35～82 天	15～180 天	急性期隔离至转氨酶正常,食品、托幼人员病愈后需 HCV RNA 转阴方能工作	同乙肝
丁型			同乙肝	同乙肝
戊型	40 天	15～75 天	自发病之日起 3 周	密切接触者医学观察 60 天
流行性乙型脑炎	7～14 天	4～21 天	在有防蚊设备的房间隔离至体温正常	不需检疫
森林脑炎	10～15 天	7～30 天	急性症状消失	不需检疫
狂犬病	20～90 天	4 天至 10 年以上	病程中隔离	不需检疫,医学观察
肾综合征出血热	7～14 天	4～60 天	急性期症状消失	不需检疫
登革热	5～8 天	3～19 天	隔离至起病后 7 天	不需检疫
病毒性肠炎	1～3 天	1～10 天	症状消失后	不需检疫
幼儿急疹	10 天	3～15 天	不需隔离	医学观察 1～2 周

续表

	潜伏期		隔离期	接触者检疫期
	常见	最短至最长		
艾滋病	15~60 天	9 天至 10 年以上	隔离至 HIV 从血液中测不出	医学观察 2 年
传染性非典型肺炎（SARS）	3~6 天	1~20 天	严密隔离至达到出院标准	接触者隔离 3 周、流行期来自疫区者医学观察 2 周
拉沙热	7~10 天	最短 1 天，最长 24 天	至少 4 周，至血液、尿液检测病毒阴性 3 次以上	
手足口病	4 天	2~5 天		未见明确文献记载
细菌性疾病				
猩红热	2~5 天	2~12 天	症状消失后咽拭子培养连续 3 次阴性，或发病后 6 天	医学观察 7~12 天，接触儿童行咽拭子培养，可疑者隔离治疗
流行性脑脊髓膜炎	2~3 天	1~7 天	症状消失后 3 天，不少于发病后 7 天	医学观察 7 天，密切接触的儿童服用碘胺甲噁唑
细菌性痢疾	1~3 天	数小时至 7 天	急性期症状消失后，连续两次大便培养阴性	医学观察 7 天，饮食行业人员观察期间大便培养一次，阴性可解除隔离
伤寒	8~14 天	3~60 天	症状消失后 5 天起两次大便培养阴性（需间隔 5 天）或症状消失 15 天	医学观察 24 天，饮食行业人员同菌痢
副伤寒甲、乙	6~10 天	2~15 天	同伤寒	医学观察 15 天
副伤寒丙	1~3 天	1~15 天	同伤寒	医学观察 15 天
耶尔森菌肠炎	4~10 天	数小时至 10 天	症状消失后	不需检疫

续表

	潜伏期		隔离期	接触者检疫期
	常见	最短至最长		
霍乱	1~3 天	数小时至 6 天	腹泻停止后 2 天,隔日培养大便一次,连续 3 次大阴性或症状消失后 14 天	密切接触者留验 5 天,大便培养连续 3 次阴性可解除隔离,阳性者按患者隔离
副霍乱	同霍乱	同霍乱	同霍乱	同霍乱
沙门菌食物中毒	4~24 小时	数小时至 3 天	症状消失后连续 2~3 次大便培养阴性解除隔离	同时进餐者医学观察 1~2 天
葡萄球菌感染	2.5~3 小时	1.5~6 小时	症状消失	不需检疫
肉毒杆菌感染	12~36 小时	2 小时~10 天	症状消失	不需检疫
副溶血弧菌感染	15 小时	2 h~4 天	症状消失	不需检疫
白喉	2~4 天	1~7 天	隔离至症状消失后咽拭子培养 2 次(间隔 2 天,第一次不早于病后 14 天)阴性或症状消失后 14 天	医学观察 7 天
百日咳	7~10 天	2~23 天	隔离至痉咳后 30 天或发病后 40 天	医学观察 21 天,可用红霉素预防
新生儿破伤风	4~7 天	1 天至数月		不需检疫
布氏菌病	14~21 天	7 天至 1 年以上	急性期症状消失	不需检疫
炭疽	1~3 天	12 小时至 12 天	溃疡愈合、症状消失,连续检菌 3 次阴性	密切接触者医学观察 8 天
鼠疫				
腺鼠疫	2~5 天	1~8 天	淋巴结肿大完全消退	密切接触者检疫 9 天,接受过预防注射者 12 天

续表

	潜伏期		隔离期	接触者检疫期
	常见	最短至最长		
肺鼠疫	1~3 天	数小时至 3 天	症状消失后痰培养连续 6 次阴性	
淋病	2~5 天	1~14 天	患病期间避免性生活	对性伴侣检查,阳性者进行治疗
立克次体感染				
流行性斑疹伤寒	10~14 天	5~23 天	彻底灭虱,隔离至体温正常后 12 天	密切接触者彻底灭虱,医学观察 15 天
恙虫病	10~14 天	4~20 天	不需隔离	不需检疫
螺旋体感染				
梅毒	14~28 天	10~90 天	不需隔离	对性伴侣定期检查
钩端螺旋体病	10 天	2~28 天	隔离至治愈	密切接触者不检疫,疫水接触者医学观察 14 天,可注射青霉素预防
回归热	7~8 天	2~14 天	彻底灭虱,隔离至体温正常后 15 天	彻底灭虱,医学观察 14 天
原虫感染				
疟疾				
恶性疟	7~12 天	6~27 天	病室应防蚊,病愈后原虫检查阴性解除隔离	不需检疫
三日疟	21~30 天	8~45 天		
间日疟	12~14 天	2 天至 1 年		
卵形疟	13~15 天			
阿米巴痢疾	7~14 天	4 天至 1 年	症状消失后,大便连续 3 次检查溶组织阿米巴滋养体及包囊阴性者可解除隔离	接触者一般不隔离,但餐饮工作者大便中发现溶组织阿米巴滋养体或包囊应调离工作岗位

续表

	潜伏期		隔离期	接触者检疫期
	常见	最短至最长		
丝虫病				
班氏丝虫	1 年		不需隔离,但病室应防蚊	不需检疫
马来丝虫	3 月			

附录3 中华人民共和国
传染病防治法

通过实施：

1989年2月21日第七届全国人民代表大会常务委员会第六次会议通过；2004年8月28日第十届全国人民代表大会常务委员会第十一次会议修订；2004年8月28日中华人民共和国主席令第十七号公布，自2004年12月1日起施行。

最新调整：

1. 2013年6月29日第十二届全国人民代表大会常务委员会第三次会议通过修订：

（1）将第三条第五款修改为"国务院卫生行政部门根据传染病暴发、流行情况和危害程度，可以决定增加、减少或者调整乙类、丙类传染病病种并予以公布。"

（2）第四条增加一款，作为第二款："需要解除按照前款规定采取的甲类传染病预防、控制措施的，由国务院卫生行政部门报经国务院批准后予以公布。"

2. 国家卫生卫计委网站 2013 年 11 月 4 日发布《关于调整部分法定传染病病种管理工作的通知》，将人感染 H7N9 禽流感病毒纳入法定乙类传染病；将甲型 H1N1 流感从乙类调整为丙类，并纳入现有流行性感冒进行管理；解除对人感染高致病性禽流感采取的传染病防治法规定的甲类传染病预防、控制措施。

内容

第一章 总 则

第一条 为了预防、控制和消除传染病的发生与流行，保障人体健康和公共卫生，制定本法。

第二条 国家对传染病防治实行预防为主的方针，防治结合、分类管理、依靠科学、依靠群众。

第三条 本法规定的传染病分为甲类、乙类和丙类。

甲类传染病是指：鼠疫、霍乱。

乙类传染病是指：传染性非典型肺炎、艾滋病、病毒性肝炎、脊髓灰质炎、人感染高致病性禽流感、麻疹、流行性出血热、狂犬病、流行性乙型脑炎、登革热、炭疽、细菌性和阿米巴性痢疾、肺结核、伤寒和副伤寒、流行性脑脊髓膜炎、百日咳、白喉、新生儿破伤风、猩红热、布鲁氏菌病、淋病、梅毒、钩端螺旋体病、血吸虫病、疟疾。

丙类传染病是指：流行性感冒、流行性腮腺炎、风疹、急性出血性结膜炎、麻风病、流行性和地方性斑疹伤寒、黑热病、包虫病、丝虫病，除霍乱、细菌性和阿米巴性痢疾、伤寒和副伤寒以外的感染性腹泻病。

上述规定以外的其他传染病，根据其暴发、流行情况和危害程度，需要列入乙类、丙类传染病的，由国务院卫生行政部门决定并予以公布。

第四条　对乙类传染病中传染性非典型肺炎、炭疽中的肺炭疽和人感染高致病性禽流感，采取本法所称甲类传染病的预防、控制措施。其他乙类传染病和突发原因不明的传染病需要采取本法所称甲类传染病的预防、控制措施的，由国务院卫生行政部门及时报经国务院批准后予以公布、实施。

省、自治区、直辖市人民政府对本行政区域内常见、多发的其他地方性传染病，可以根据情况决定按照乙类或者丙类传染病管理并予以公布，报国务院卫生行政部门备案。

第五条　各级人民政府领导传染病防治工作。

县级以上人民政府制定传染病防治规划并组织实施，建立健全传染病防治的疾病预防控制、医疗救治和监督管理体系。

第六条 国务院卫生行政部门主管全国传染病防治及其监督管理工作。县级以上地方人民政府卫生行政部门负责本行政区域内的传染病防治及其监督管理工作。

县级以上人民政府其他部门在各自的职责范围内负责传染病防治工作。

军队的传染病防治工作,依照本法和国家有关规定办理,由中国人民解放军卫生主管部门实施监督管理。

第七条 各级疾病预防控制机构承担传染病监测、预测、流行病学调查、疫情报告以及其他预防、控制工作。

医疗机构承担与医疗救治有关的传染病防治工作和责任区域内的传染病预防工作。城市社区和农村基层医疗机构在疾病预防控制机构的指导下,承担城市社区、农村基层相应的传染病防治工作。

第八条 国家发展现代医学和中医药等传统医学,支持和鼓励开展传染病防治的科学研究,提高传染病防治的科学技术水平。

国家支持和鼓励开展传染病防治的国际合作。

第九条 国家支持和鼓励单位和个人参与传染病

防治工作。各级人民政府应当完善有关制度，方便单位和个人参与防治传染病的宣传教育、疫情报告、志愿服务和捐赠活动。

居民委员会、村民委员会应当组织居民、村民参与社区、农村的传染病预防与控制活动。

第十条　国家开展预防传染病的健康教育。新闻媒体应当无偿开展传染病防治和公共卫生教育的公益宣传。

各级各类学校应当对学生进行健康知识和传染病预防知识的教育。

医学院校应当加强预防医学教育和科学研究，对在校学生以及其他与传染病防治相关人员进行预防医学教育和培训，为传染病防治工作提供技术支持。

疾病预防控制机构、医疗机构应当定期对其工作人员进行传染病防治知识、技能的培训。

第十一条　对在传染病防治工作中做出显著成绩和贡献的单位和个人，给予表彰和奖励。

对因参与传染病防治工作致病、致残、死亡的人员，按照有关规定给予补助、抚恤。

第十二条　在中华人民共和国领域内的一切单位和个人，必须接受疾病预防控制机构、医疗机构有关传染病的调查、检验、采集样本、隔离治疗等预防、控制措施,如实提供有关情况。疾病预防控制机构、医疗机构不得泄露涉及个人隐私的有关信息、资料。

卫生行政部门以及其他有关部门、疾病预防控制机构和医疗机构因违法实施行政管理或者预防、控制措施,侵犯单位和个人合法权益的,有关单位和个人可以依法申请行政复议或者提起诉讼。

第二章 传染病预防

第十三条 各级人民政府组织开展群众性卫生活动,进行预防传染病的健康教育,倡导文明健康的生活方式,提高公众对传染病的防治意识和应对能力,加强环境卫生建设,消除鼠害和蚊、蝇等病媒生物的危害。

各级人民政府农业、水利、林业行政部门按照职责分工负责指导和组织消除农田、湖区、河流、牧场、林区的鼠害与血吸虫危害,以及其他传播传染病的动物和病媒生物的危害。

铁路、交通、民用航空行政部门负责组织消除交通工具以及相关场所的鼠害和蚊、蝇等病媒生物的危害。

第十四条 地方各级人民政府应当有计划地建设和改造公共卫生设施,改善饮用水卫生条件,对污水、污物、粪便进行无害化处置。

第十五条 国家实行有计划的预防接种制度。国务院卫生行政部门和省、自治区、直辖市人民政府卫生行政部门，根据传染病预防、控制的需要，制定传染病预防接种规划并组织实施。用于预防接种的疫苗必须符合国家质量标准。

国家对儿童实行预防接种证制度。国家免疫规划项目的预防接种实行免费。医疗机构、疾病预防控制机构与儿童的监护人应当相互配合，保证儿童及时接受预防接种。具体办法由国务院制定。

第十六条 国家和社会应当关心、帮助传染病病人、病原携带者和疑似传染病病人，使其得到及时救治。任何单位和个人不得歧视传染病病人、病原携带者和疑似传染病病人。

传染病病人、病原携带者和疑似传染病病人，在治愈前或者在排除传染病嫌疑前，不得从事法律、行政法规和国务院卫生行政部门规定禁止从事的易使该传染病扩散的工作。

第十七条 国家建立传染病监测制度。

国务院卫生行政部门制定国家传染病监测规划和方案。省、自治区、直辖市人民政府卫生行政部门根据国家传染病监测规划和方案，制定本行政区域的传染病监测计划和工作方案。

各级疾病预防控制机构对传染病的发生、流行以及影响其发生、流行的因素,进行监测;对国外发生、国内尚未发生的传染病或者国内新发生的传染病,进行监测。

第十八条　各级疾病预防控制机构在传染病预防控制中履行下列职责:

(一)实施传染病预防控制规划、计划和方案;

(二)收集、分析和报告传染病监测信息,预测传染病的发生、流行趋势;

(三)开展对传染病疫情和突发公共卫生事件的流行病学调查、现场处理及其效果评价;

(四)开展传染病实验室检测、诊断、病原学鉴定;

(五)实施免疫规划,负责预防性生物制品的使用管理;

(六)开展健康教育、咨询,普及传染病防治知识;

(七)指导、培训下级疾病预防控制机构及其工作人员开展传染病监测工作;

(八)开展传染病防治应用性研究和卫生评价,提供技术咨询。

国家、省级疾病预防控制机构负责对传染病发生、流行以及分布进行监测,对重大传染病流行趋势进行预测,提出预防控制对策,参与并指导对暴发的疫情进行调查处理,开展传染病病原学鉴定,建立检测质量控制体系,开展应用性研究和卫生评价。

设区的市和县级疾病预防控制机构负责传染病预防控制规划、方案的落实,组织实施免疫、消毒、控制病媒生物的危害,普及传染病防治知识,负责本地区疫情和突发公共卫生事件监测、报告,开展流行病学调查和常见病原微生物检测。

第十九条　国家建立传染病预警制度。

国务院卫生行政部门和省、自治区、直辖市人民政府根据传染病发生、流行趋势的预测,及时发出传染病预警,根据情况予以公布。

第二十条　县级以上地方人民政府应当制定传染病预防、控制预案,报上一级人民政府备案。

传染病预防、控制预案应当包括以下主要内容:

(一)传染病预防控制指挥部的组成和相关部门的职责;

(二)传染病的监测、信息收集、分析、报告、通报制度;

(三)疾病预防控制机构、医疗机构在发生传染病疫情时的任务与职责;

(四)传染病暴发、流行情况的分级以及相应的应急工作方案;

(五)传染病预防、疫点疫区现场控制,应急设施、设备、救治药品和医疗器械以及其他物资和技术的储备与调用。

地方人民政府和疾病预防控制机构接到国务院卫生行政部门或者省、自治区、直辖市人民政府发出的传染病预警后,应当按照传染病预防、控制预案,采取相应的预防、控制措施。

第二十一条 医疗机构必须严格执行国务院卫生行政部门规定的管理制度、操作规范,防止传染病的医源性感染和医院感染。

医疗机构应当确定专门的部门或者人员,承担传染病疫情报告、本单位的传染病预防、控制以及责任区域内的传染病预防工作;承担医疗活动中与医院感染有关的危险因素监测、安全防护、消毒、隔离和医疗废物处置工作。

疾病预防控制机构应当指定专门人员负责对医疗机构内传染病预防工作进行指导、考核,开展流行病学调查。

第二十二条 疾病预防控制机构、医疗机构的实验室和从事病原微生物实验的单位,应当符合国家规定的条件和技术标准,建立严格的监督管理制度,对传染病病原体样本按照规定的措施实行严格监督管理,严防传染病病原体的实验室感染和病原微生物的扩散。

第二十三条 采供血机构、生物制品生产单位必须严格执行国家有关规定,保证血液、血液制品的质量。禁止非法采集血液或者组织他人出卖血液。

疾病预防控制机构、医疗机构使用血液和血液制品,必须遵守国家有关规定,防止因输入血液、使用血液制品引起经血液传播疾病的发生。

第二十四条 各级人民政府应当加强艾滋病的防治工作,采取预防、控制措施,防止艾滋病的传播。具体办法由国务院制定。

第二十五条 县级以上人民政府农业、林业行政部门以及其他有关部门,依据各自的职责负责与人畜共患传染病有关的动物传染病的防治管理工作。

与人畜共患传染病有关的野生动物、家畜家禽,经检疫合格后,方可出售、运输。

第二十六条 国家建立传染病菌种、毒种库。

对传染病菌种、毒种和传染病检测样本的采集、保藏、携带、运输和使用实行分类管理,建立健全严格的管理制度。

对可能导致甲类传染病传播的以及国务院卫生行政部门规定的菌种、毒种和传染病检测样本,确需采集、保藏、携带、运输和使用的,须经省级以上人民政府卫生行政部门批准。具体办法由国务院制定。

第二十七条　对被传染病病原体污染的污水、污物、场所和物品,有关单位和个人必须在疾病预防控制机构的指导下或者按照其提出的卫生要求,进行严格消毒处理;拒绝消毒处理的,由当地卫生行政部门或者疾病预防控制机构进行强制消毒处理。

第二十八条　在国家确认的自然疫源地计划兴建水利、交通、旅游、能源等大型建设项目的,应当事先由省级以上疾病预防控制机构对施工环境进行卫生调查。建设单位应当根据疾病预防控制机构的意见,采取必要的传染病预防、控制措施。施工期间,建设单位应当设专人负责工地上的卫生防疫工作。工程竣工后,疾病预防控制机构应当对可能发生的传染病进行监测。

第二十九条　用于传染病防治的消毒产品、饮用水供水单位供应的饮用水和涉及饮用水卫生安全的产品,应当符合国家卫生标准和卫生规范。

饮用水供水单位从事生产或者供应活动,应当依法取得卫生许可证。

生产用于传染病防治的消毒产品的单位和生产用于传染病防治的消毒产品,应当经省级以上人民政府卫生行政部门审批。具体办法由国务院制定。

第三章 疫情报告、通报和公布

第三十条 疾病预防控制机构、医疗机构和采供血机构及其执行职务的人员发现本法规定的传染病疫情或者发现其他传染病暴发、流行以及突发原因不明的传染病时,应当遵循疫情报告属地管理原则,按照国务院规定的或者国务院卫生行政部门规定的内容、程序、方式和时限报告。

军队医疗机构向社会公众提供医疗服务,发现前款规定的传染病疫情时,应当按照国务院卫生行政部门的规定报告。

第三十一条 任何单位和个人发现传染病病人或者疑似传染病病人时,应当及时向附近的疾病预防控制机构或者医疗机构报告。

第三十二条 港口、机场、铁路疾病预防控制机构以及国境卫生检疫机关发现甲类传染病病人、病原携带者、疑似传染病病人时,应当按照国家有关规定立即向国境口岸所在地的疾病预防控制机构或者所在地县级以上地方人民政府卫生行政部门报告并互相通报。

第三十三条 疾病预防控制机构应当主动收集、分析、调查、核实传染病疫情信息。接到甲类、乙类传染病疫情报告或者发现传染病暴发、流行时,应当立即报告当地卫生行政部门,由当地卫生行政部门立即报告当地人民政府,同时报告上级卫生行政部门和国务院卫生行政部门。

疾病预防控制机构应当设立或者指定专门的部门、人员负责传染病疫情信息管理工作,及时对疫情报告进行核实、分析。

第三十四条　县级以上地方人民政府卫生行政部门应当及时向本行政区域内的疾病预防控制机构和医疗机构通报传染病疫情以及监测、预警的相关信息。接到通报的疾病预防控制机构和医疗机构应当及时告知本单位的有关人员。

第三十五条　国务院卫生行政部门应当及时向国务院其他有关部门和各省、自治区、直辖市人民政府卫生行政部门通报全国传染病疫情以及监测、预警的相关信息。

毗邻的以及相关的地方人民政府卫生行政部门,应当及时互相通报本行政区域的传染病疫情以及监测、预警的相关信息。

县级以上人民政府有关部门发现传染病疫情时,应当及时向同级人民政府卫生行政部门通报。

中国人民解放军卫生主管部门发现传染病疫情时,应当向国务院卫生行政部门通报。

第三十六条 动物防疫机构和疾病预防控制机构,应当及时互相通报动物间和人间发生的人畜共患传染病疫情以及相关信息。

第三十七条 依照本法的规定负有传染病疫情报告职责的人民政府有关部门、疾病预防控制机构、医疗机构、采供血机构及其工作人员,不得隐瞒、谎报、缓报传染病疫情。

第三十八条 国家建立传染病疫情信息公布制度。

国务院卫生行政部门定期公布全国传染病疫情信息。省、自治区、直辖市人民政府卫生行政部门定期公布本行政区域的传染病疫情信息。

传染病暴发、流行时,国务院卫生行政部门负责向社会公布传染病疫情信息,并可以授权省、自治区、直辖市人民政府卫生行政部门向社会公布本行政区域的传染病疫情信息。

公布传染病疫情信息应当及时、准确。

第四章 疫情控制

第三十九条 医疗机构发现甲类传染病时,应当及时采取下列措施:

(一) 对病人、病原携带者,予以隔离治疗,隔离期限根据医学检查结果确定；

（二）对疑似病人，确诊前在指定场所单独隔离治疗；

（三）对医疗机构内的病人、病原携带者、疑似病人的密切接触者，在指定场所进行医学观察和采取其他必要的预防措施。

拒绝隔离治疗或者隔离期未满擅自脱离隔离治疗的，可以由公安机关协助医疗机构采取强制隔离治疗措施。

医疗机构发现乙类或者丙类传染病病人，应当根据病情采取必要的治疗和控制传播措施。

医疗机构对本单位内被传染病病原体污染的场所、物品以及医疗废物，必须依照法律、法规的规定实施消毒和无害化处置。

第四十条 疾病预防控制机构发现传染病疫情或者接到传染病疫情报告时，应当及时采取下列措施：

（一）对传染病疫情进行流行病学调查，根据调查情况提出划定疫点、疫区的建议，对被污染的场所进行卫生处理，对密切接触者，在指定场所进行医学观察和采取其他必要的预防措施，并向卫生行政部门提出疫情控制方案；

（二）传染病暴发、流行时，对疫点、疫区进行卫生

处理,向卫生行政部门提出疫情控制方案,并按照卫生行政部门的要求采取措施;

(三)指导下级疾病预防控制机构实施传染病预防、控制措施,组织、指导有关单位对传染病疫情的处理。

第四十一条　对已经发生甲类传染病病例的场所或者该场所内的特定区域的人员,所在地的县级以上地方人民政府可以实施隔离措施,并同时向上一级人民政府报告;接到报告的上级人民政府应当即时做出是否批准的决定。上级人民政府做出不予批准决定的,实施隔离措施的人民政府应当立即解除隔离措施。

在隔离期间,实施隔离措施的人民政府应当对被隔离人员提供生活保障;被隔离人员有工作单位的,所在单位不得停止支付其隔离期间的工作报酬。

隔离措施的解除,由原决定机关决定并宣布。

第四十二条　传染病暴发、流行时,县级以上地方人民政府应当立即组织力量,按照预防、控制预案进行防治,切断传染病的传播途径,必要时,报经上一级人民政府决定,可以采取下列紧急措施并予以公告:

(一)限制或者停止集市、影剧院演出或者其他人群聚集的活动;

(二)停工、停业、停课;

（三）封闭或者封存被传染病病原体污染的公共饮用水源、食品以及相关物品；

（四）控制或者扑杀染疫野生动物、家畜家禽；

（五）封闭可能造成传染病扩散的场所。

上级人民政府接到下级人民政府关于采取前款所列紧急措施的报告时，应当即时做出决定。

紧急措施的解除，由原决定机关决定并宣布。

第四十三条 甲类、乙类传染病暴发、流行时，县级以上地方人民政府报经上一级人民政府决定，可以宣布本行政区域部分或者全部为疫区；国务院可以决定并宣布跨省、自治区、直辖市的疫区。县级以上地方人民政府可以在疫区内采取本法第四十二条规定的紧急措施，并可以对出入疫区的人员、物资和交通工具实施卫生检疫。

省、自治区、直辖市人民政府可以决定对本行政区域内的甲类传染病疫区实施封锁；但是，封锁大、中城市的疫区或者封锁跨省、自治区、直辖市的疫区，以及封锁疫区导致中断干线交通或者封锁国境的，由国务院决定。

疫区封锁的解除，由原决定机关决定并宣布。

第四十四条 发生甲类传染病时，为了防止该传染病通过交通工具及其乘运的人员、物资传播，可以实施交通卫生检疫。具体办法由国务院制定。

第四十五条　传染病暴发、流行时,根据传染病疫情控制的需要,国务院有权在全国范围或者跨省、自治区、直辖市范围内,县级以上地方人民政府有权在本行政区域内紧急调集人员或者调用储备物资,临时征用房屋、交通工具以及相关设施、设备。

紧急调集人员的,应当按照规定给予合理报酬。临时征用房屋、交通工具以及相关设施、设备的,应当依法给予补偿;能返还的,应当及时返还。

第四十六条　患甲类传染病、炭疽死亡的,应当将尸体立即进行卫生处理,就近火化。患其他传染病死亡的,必要时,应当将尸体进行卫生处理后火化或者按照规定深埋。

为了查找传染病病因,医疗机构在必要时可以按照国务院卫生行政部门的规定,对传染病病人尸体或者疑似传染病病人尸体进行解剖查验,并应当告知死者家属。

第四十七条　疫区中被传染病病原体污染或者可能被传染病病原体污染的物品,经消毒可以使用的,应当在当地疾病预防控制机构的指导下,进行消毒处理后,方可使用、出售和运输。

第四十八条　发生传染病疫情时,疾病预防控制机构和省级以上人民政府卫生行政部门指派的其他与传染病有关的专业技术机构,可以进入传染病疫点、疫区进行调查、采集样本、技术分析和检验。

第四十九条 传染病暴发、流行时,药品和医疗器械生产、供应单位应当及时生产、供应防治传染病的药品和医疗器械。铁路、交通、民用航空经营单位必须优先运送处理传染病疫情的人员以及防治传染病的药品和医疗器械。县级以上人民政府有关部门应当做好组织协调工作。

第五章 医疗救治

第五十条 县级以上人民政府应当加强和完善传染病医疗救治服务网络的建设,指定具备传染病救治条件和能力的医疗机构承担传染病救治任务,或者根据传染病救治需要设置传染病医院。

第五十一条 医疗机构的基本标准、建筑设计和服务流程,应当符合预防传染病医院感染的要求。

医疗机构应当按照规定对使用的医疗器械进行消毒;对按照规定一次使用的医疗器具,应当在使用后予以销毁。

医疗机构应当按照国务院卫生行政部门规定的传染病诊断标准和治疗要求,采取相应措施,提高传染病医疗救治能力。

第五十二条 医疗机构应当对传染病病人或者疑似传染病病人提供医疗救护、现场救援和接诊治疗，书写病历记录以及其他有关资料，并妥善保管。

医疗机构应当实行传染病预检、分诊制度；对传染病病人、疑似传染病病人，应当引导至相对隔离的分诊点进行初诊。医疗机构不具备相应救治能力的，应当将患者及其病历记录复印件一并转至具备相应救治能力的医疗机构。具体办法由国务院卫生行政部门规定。

第六章 监督管理

第五十三条 县级以上人民政府卫生行政部门对传染病防治工作履行下列监督检查职责：

（一）对下级人民政府卫生行政部门履行本法规定的传染病防治职责进行监督检查；

（二）对疾病预防控制机构、医疗机构的传染病防治工作进行监督检查；

（三）对采供血机构的采供血活动进行监督检查；

（四）对用于传染病防治的消毒产品及其生产单位进行监督检查，并对饮用水供水单位从事生产或者供应活动以及涉及饮用水卫生安全的产品进行监督检查；

（五）对传染病菌种、毒种和传染病检测样本的采集、保藏、携带、运输、使用进行监督检查；

（六）对公共场所和有关单位的卫生条件和传染病预防、控制措施进行监督检查。

省级以上人民政府卫生行政部门负责组织对传染病防治重大事项的处理。

第五十四条 县级以上人民政府卫生行政部门在履行监督检查职责时，有权进入被检查单位和传染病疫情发生现场调查取证，查阅或者复制有关的资料和采集样本。被检查单位应当予以配合，不得拒绝、阻挠。

第五十五条 县级以上地方人民政府卫生行政部门在履行监督检查职责时，发现被传染病病原体污染的公共饮用水源、食品以及相关物品，如不及时采取控制措施可能导致传染病传播、流行的，可以采取封闭公共饮用水源、封存食品以及相关物品或者暂停销售的临时控制措施，并予以检验或者进行消毒。经检验，属于被污染的食品，应当予以销毁；对未被污染的食品或者经消毒后可以使用的物品，应当解除控制措施。

第五十六条 卫生行政部门工作人员依法执行职务时，应当不少于两人，并出示执法证件，填写卫生执法文书。

卫生执法文书经核对无误后,应当由卫生执法人员和当事人签名。当事人拒绝签名的,卫生执法人员应当注明情况。

第五十七条　卫生行政部门应当依法建立健全内部监督制度,对其工作人员依据法定职权和程序履行职责的情况进行监督。

上级卫生行政部门发现下级卫生行政部门不及时处理职责范围内的事项或者不履行职责的,应当责令纠正或者直接予以处理。

第五十八条　卫生行政部门及其工作人员履行职责,应当自觉接受社会和公民的监督。单位和个人有权向上级人民政府及其卫生行政部门举报违反本法的行为。接到举报的有关人民政府或者其卫生行政部门,应当及时调查处理。

第七章　保障措施

第五十九条　国家将传染病防治工作纳入国民经济和社会发展计划,县级以上地方人民政府将传染病防治工作纳入本行政区域的国民经济和社会发展计划。

第六十条　县级以上地方人民政府按照本级政府

职责负责本行政区域内传染病预防、控制、监督工作的日常经费。

国务院卫生行政部门会同国务院有关部门,根据传染病流行趋势,确定全国传染病预防、控制、救治、监测、预测、预警、监督检查等项目。中央财政对困难地区实施重大传染病防治项目给予补助。

省、自治区、直辖市人民政府根据本行政区域内传染病流行趋势,在国务院卫生行政部门确定的项目范围内,确定传染病预防、控制、监督等项目,并保障项目的实施经费。

第六十一条 国家加强基层传染病防治体系建设,扶持贫困地区和少数民族地区的传染病防治工作。

地方各级人民政府应当保障城市社区、农村基层传染病预防工作的经费。

第六十二条 国家对患有特定传染病的困难人群实行医疗救助,减免医疗费用。具体办法由国务院卫生行政部门会同国务院财政部门等部门制定。

第六十三条 县级以上人民政府负责储备防治传染病的药品、医疗器械和其他物资,以备调用。

第六十四条 对从事传染病预防、医疗、科研、教学、现场处理疫情的人员,以及在生产、工作中接触传染病病原体的其他人员,有关单位应当按照国家规定,采取有效的卫生防护措施和医疗保健措施,并给予适当的津贴。

第八章 法律责任

第六十五条 地方各级人民政府未依照本法的规定履行报告职责,或者隐瞒、谎报、缓报传染病疫情,或者在传染病暴发、流行时,未及时组织救治、采取控制措施的,由上级人民政府责令改正,通报批评;造成传染病传播、流行或者其他严重后果的,对负有责任的主管人员,依法给予行政处分;构成犯罪的,依法追究刑事责任。

第六十六条 县级以上人民政府卫生行政部门违反本法规定,有下列情形之一的,由本级人民政府、上级人民政府卫生行政部门责令改正,通报批评;造成传染病传播、流行或者其他严重后果的,对负有责任的主管人员和其他直接责任人员,依法给予行政处分;构成犯罪的,依法追究刑事责任:

(一)未依法履行传染病疫情通报、报告或者公布职责,或者隐瞒、谎报、缓报传染病疫情的;

(二)发生或者可能发生传染病传播时未及时采取预防、控制措施的;

(三)未依法履行监督检查职责,或者发现违法行为不及时查处的；

（四）未及时调查、处理单位和个人对下级卫生行政部门不履行传染病防治职责的举报的；

（五）违反本法的其他失职、渎职行为。

第六十七条　县级以上人民政府有关部门未依照本法的规定履行传染病防治和保障职责的，由本级人民政府或者上级人民政府有关部门责令改正，通报批评；造成传染病传播、流行或者其他严重后果的，对负有责任的主管人员和其他直接责任人员，依法给予行政处分；构成犯罪的，依法追究刑事责任。

第六十八条　疾病预防控制机构违反本法规定，有下列情形之一的，由县级以上人民政府卫生行政部门责令限期改正，通报批评，给予警告；对负有责任的主管人员和其他直接责任人员，依法给予降级、撤职、开除的处分，并可以依法吊销有关责任人员的执业证书；构成犯罪的，依法追究刑事责任：

（一）未依法履行传染病监测职责的；

（二）未依法履行传染病疫情报告、通报职责，或者隐瞒、谎报、缓报传染病疫情的；

（三）未主动收集传染病疫情信息，或者对传染病疫情信息和疫情报告未及时进行分析、调查、核实的；

（四）发现传染病疫情时，未依据职责及时采取本

法规定的措施的;

（五）故意泄露传染病病人、病原携带者、疑似传染病病人、密切接触者涉及个人隐私的有关信息、资料的。

第六十九条 医疗机构违反本法规定,有下列情形之一的,由县级以上人民政府卫生行政部门责令改正,通报批评,给予警告;造成传染病传播、流行或者其他严重后果的,对负有责任的主管人员和其他直接责任人员,依法给予降级、撤职、开除的处分,并可以依法吊销有关责任人员的执业证书;构成犯罪的,依法追究刑事责任:

（一）未按照规定承担本单位的传染病预防、控制工作、医院感染控制任务和责任区域内的传染病预防工作的;

（二）未按照规定报告传染病疫情,或者隐瞒、谎报、缓报传染病疫情的;

（三）发现传染病疫情时,未按照规定对传染病病人、疑似传染病病人提供医疗救护、现场救援、接诊、转诊的,或者拒绝接受转诊的;

（四）未按照规定对本单位内被传染病病原体污染的场所、物品以及医疗废物实施消毒或者无害化处置的;

（五）未按照规定对医疗器械进行消毒，或者对按照规定一次使用的医疗器具未予销毁，再次使用的；

（六）在医疗救治过程中未按照规定保管医学记录资料的；

（七）故意泄露传染病病人、病原携带者、疑似传染病病人、密切接触者涉及个人隐私的有关信息、资料的。

第七十条 采供血机构未按照规定报告传染病疫情，或者隐瞒、谎报、缓报传染病疫情，或者未执行国家有关规定，导致因输入血液引起经血液传播疾病发生的，由县级以上人民政府卫生行政部门责令改正，通报批评，给予警告；造成传染病传播、流行或者其他严重后果的，对负有责任的主管人员和其他直接责任人员，依法给予降级、撤职、开除的处分，并可以依法吊销采供血机构的执业许可证；构成犯罪的，依法追究刑事责任。

非法采集血液或者组织他人出卖血液的，由县级以上人民政府卫生行政部门予以取缔，没收违法所得，可以并处十万元以下的罚款；构成犯罪的，依法追究刑事责任。

第七十一条 国境卫生检疫机关、动物防疫机构未依法履行传染病疫情通报职责的，由有关部门在各自职责范围内责令改正,通报批评;造成传染病传播、流行或者其他严重后果的,对负有责任的主管人员和其他直接责任人员,依法给予降级、撤职、开除的处分;构成犯罪的,依法追究刑事责任。

第七十二条 铁路、交通、民用航空经营单位未依照本法的规定优先运送处理传染病疫情的人员以及防治传染病的药品和医疗器械的,由有关部门责令限期改正,给予警告;造成严重后果的,对负有责任的主管人员和其他直接责任人员,依法给予降级、撤职、开除的处分。

第七十三条 违反本法规定,有下列情形之一,导致或者可能导致传染病传播、流行的,由县级以上人民政府卫生行政部门责令限期改正,没收违法所得,可以并处五万元以下的罚款;已取得许可证的,原发证部门可以依法暂扣或者吊销许可证;构成犯罪的,依法追究刑事责任:

(一)饮用水供水单位供应的饮用水不符合国家卫生标准和卫生规范的;

(二)涉及饮用水卫生安全的产品不符合国家卫生标准和卫生规范的;

(三)用于传染病防治的消毒产品不符合国家卫生标准和卫生规范的;

（四）出售、运输疫区中被传染病病原体污染或者可能被传染病病原体污染的物品，未进行消毒处理的；

（五）生物制品生产单位生产的血液制品不符合国家质量标准的。

第七十四条　违反本法规定，有下列情形之一的，由县级以上地方人民政府卫生行政部门责令改正，通报批评，给予警告，已取得许可证的，可以依法暂扣或者吊销许可证；造成传染病传播、流行以及其他严重后果的，对负有责任的主管人员和其他直接责任人员，依法给予降级、撤职、开除的处分，并可以依法吊销有关责任人员的执业证书；构成犯罪的，依法追究刑事责任：

（一）疾病预防控制机构、医疗机构和从事病原微生物实验的单位，不符合国家规定的条件和技术标准，对传染病病原体样本未按照规定进行严格管理，造成实验室感染和病原微生物扩散的；

（二）违反国家有关规定，采集、保藏、携带、运输和使用传染病菌种、毒种和传染病检测样本的；

（三）疾病预防控制机构、医疗机构未执行国家有关规定，导致因输入血液、使用血液制品引起经血液传播疾病发生的。

第七十五条　未经检疫出售、运输与人畜共患传染病有关的野生动物、家畜家禽的,由县级以上地方人民政府畜牧兽医行政部门责令停止违法行为,并依法给予行政处罚。

第七十六条　在国家确认的自然疫源地兴建水利、交通、旅游、能源等大型建设项目,未经卫生调查进行施工的,或者未按照疾病预防控制机构的意见采取必要的传染病预防、控制措施的,由县级以上人民政府卫生行政部门责令限期改正,给予警告,处五千元以上三万元以下的罚款;逾期不改正的,处三万元以上十万元以下的罚款,并可以提请有关人民政府依据职责权限,责令停建、关闭。

第七十七条　单位和个人违反本法规定,导致传染病传播、流行,给他人人身、财产造成损害的,应当依法承担民事责任。

第九章　附　则

第七十八条　本法中下列用语的含义:

(一)传染病病人、疑似传染病病人:指根据国务院卫生行政部门发布的《中华人民共和国传染病防治法规定管理的传染病诊断标准》,符合传染病病人和疑似传染病病人诊断标准的人。

(二)病原携带者:指感染病原体无临床症状但能

排出病原体的人。

（三）流行病学调查：指对人群中疾病或者健康状况的分布及其决定因素进行调查研究，提出疾病预防控制措施及保健对策。

（四）疫点：指病原体从传染源向周围播散的范围较小或者单个疫源地。

（五）疫区：指传染病在人群中暴发、流行，其病原体向周围播散时所能波及的地区。

（六）人畜共患传染病：指人与脊椎动物共同罹患的传染病，如鼠疫、狂犬病、血吸虫病等。

（七）自然疫源地：指某些可引起人类传染病的病原体在自然界的野生动物中长期存在和循环的地区。

（八）病媒生物：指能够将病原体从人或者其他动物传播给人的生物，如蚊、蝇、蚤类等。

（九）医源性感染：指在医学服务中，因病原体传播引起的感染。

（十）医院感染：指住院病人在医院内获得的感染，包括在住院期间发生的感染和在医院内获得出院后发生的感染，但不包括入院前已开始或者入院时已处于潜伏期的感染。医院工作人员在医院内获得的感染也属医院感染。

（十一）实验室感染：指从事实验室工作时，因接触病原体所致的感染。

（十二）菌种、毒种：指可能引起本法规定的传染病发生的细菌菌种、病毒毒种。

（十三）消毒：指用化学、物理、生物的方法杀灭或者消除环境中的病原微生物。

（十四）疾病预防控制机构：指从事疾病预防控制活动的疾病预防控制中心以及与上述机构业务活动相同的单位。

（十五）医疗机构：指按照《医疗机构管理条例》取得医疗机构执业许可证，从事疾病诊断、治疗活动的机构。

第七十九条　传染病防治中有关食品、药品、血液、水、医疗废物和病原微生物的管理以及动物防疫和国境卫生检疫，本法未规定的，分别适用其他有关法律、行政法规的规定。

第八十条　本法自 2004 年 12 月 1 日起施行。

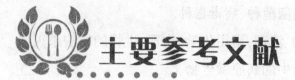

主要参考文献

[1] 谢立,刘社兰,丁华,等.腺病毒感染[M].北京:科学出版社,2013.

[2] 张锦海,朱进.常见传染病防治[M].苏州:苏州大学出版社,2016.

[3] 杨慧宁,刘惠亮,王藩,等. B55 型腺病毒感染预防与控制[M].北京:人民军医出版社,2015.

[4] 陈盛鹏,田琦琦.军营腺病毒暴发流行防治工作的思考与建议[J].白求恩军医学院学报,2009,7(5).

[5] 谢杨新,涂波,陈威巍,等. 80 例成人腺病毒 B 组55 型感染临床分析[J].传染病信息,2013,26(1).

[6] 赵敏,李文刚,王福生,等.腺病毒感染诊疗指南[J].解放军医学杂志,2013,38(7).

[7] 李争,王素玉,袁跃彬,等.一起呼吸道腺病毒感染暴发流行的调查[J].实用医药杂志,2011,28(7).

[8] 张乃春,李文刚,陈勇,等.成人腺病毒 B 组 7 型感染

的临床特征分析[J].中华传染病杂志,2014,32(4).

[9] 王琳,陆海宇,刘其会,等.人类腺病毒 B 组 7 型致军营聚集性感染的临床特征[J].中华传染病杂志,2015,33(2).